\ Pythonで体感！/

医療とAI
はじめの一歩

糖尿病・乳がん・残存歯のデータ、
肺のX線画像を使って
機械学習・深層学習を学ぶ

体験型入門書

監修 宮野　悟　**編集** 中林　潤、木下淳博、須藤毅顕

【注意事項】本書の情報について ─────────────────────────────

　本書に記載されている内容は，発行時点における最新の情報に基づき，正確を期するよう，執筆者，監修・編者ならびに出版社はそれぞれ最善の努力を払っております．しかし科学・医学・医療の進歩により，定義や概念，技術の操作方法や診療の方針が変更となり，本書をご使用になる時点においては記載された内容が正確かつ完全ではなくなる場合がございます．また，本書に記載されている企業名や商品名，URL等の情報が予告なく変更される場合もございますのでご了承ください．

　本書に記載されている企業名や商品名は，各社の登録商標または商標です．本書中では，原則として®™は省略させていただいております．

❖ **本書関連情報のメール通知サービスをご利用ください**

　メール通知サービスにご登録いただいた方には，本書に関する下記情報をメールにてお知らせいたしますので，ご登録ください．

・本書発行後の更新情報や修正情報（正誤表情報）
・本書の改訂情報
・本書に関連した書籍やコンテンツ，セミナーなどに関する情報

※ご登録の際は，羊土社会員のログイン／新規登録が必要です

ご登録はこちらから

監修の序

2020年4月1日，コロナ禍のなか東京医科歯科大学に設置されたM&Dデータ科学センター（DSC）がスタートしました．Medical（医）とDental（歯）のためのデータサイエンス教育と研究が大きなミッションの一つです．ベンチマークデータを使って統計的なデータ解析の方法を教育したり，目的の定まっていない新たなデータ解析手法を開発したりすることが当センターの目的ではありません．"現場感"のある教育と研究を目指しています．

センターの設置準備をしていた2019年度，東京医科歯科大学には世界トップレベルのデータサイエンスを展開できる計算・ストレージインフラはありませんでした．すでに整備されていた疾患バイオリソースセンター（BRC）という検体とデータを集める仕組みを除いて，病院のデータの利活用は限定的なものでした．現在は，世界最高水準の計算・ストレージサーバーが利用できる環境が整備されています．また，医病・歯病は医科歯科大学病院として統一され，新たにデータウェアハウス（DWH）も導入されて院内の電子カルテデータがここに集積されています．そして，2020年よりDSC+DWH+BRCを核として，医療データを社会に還元するプロジェクトが全学一体となって進められています．本執筆時点において，すでに数万人の患者さんからデータ利活用に同意をいただいています．

こうした事業と並行して，2021年度からは「医療とAI・ビッグデータ入門」の講義が，毎年オムニバス方式で行われてきました．ここでは今後のデジタル社会の基礎知識である数理・データサイエンス・AIの基礎的素養を習得します．これらを学ぶことで，社会にどのような新たな価値を生み出せるのか全体像を把握し，かつ健康・医療分野でのAIの活用事例も学びます．さらに保健医療分野におけるAI技術研究を進め，企業等の技術者と共同でAI技術開発を推進するために必要となる素養も習得するのが目的です．本書はこうした背景のもとで執筆されたものです．

東京医科歯科大学副学長の木下淳博先生が本書企画のリーダーシップをとりました．中林潤教授ならびに，授業で辣腕を振るわれている須藤毅顕特任講師も加わり，羊土社編集部の冨塚達也氏，望月恭彰氏のご尽力により実現したものです．

0章〜5章は，数理科学やプログラミングのハードルを限りなく取り除いた現場感のある優れた導入教材になっています．医療データを題材に，機械学習や深層学習の実際を体験できることでしょう．須藤毅顕先生を中心に角勇樹先生，石丸美穂先生，曹日丹先生方のご尽力の成果です．さらにTopicsとして，AIの応用の先端研究と社会実装をテーマに8つの話題を掲載しています．AIのエキスパートである富士通研究所長

の岡本青史博士と丸橋弘治博士に執筆の労をとっていただき，アイリス社の医師である沖山翔先生には社会実装の現場を紹介していただきました．東京医科歯科大学からは，疾患バイオリソースセンターの田中敏博先生をはじめM＆Dデータ科学センターの髙橋邦彦先生，坂内英夫先生，清水秀幸先生，鎌谷高志先生，同大学病院がんゲノム診療科の池田貞勝先生が意欲的に執筆してくださいました．皆様に深く感謝します．

　2024年7月

宮野　悟

編集の序

　インターネットをはじめとする情報通信技術の発達によって，デジタル化されたデータが世界中を飛び回る世界が実現しました．例えば近所のコンビニエンスストアで買い物をしたとき，レジに打ち込まれた商品のデータは即座に集計され，いつ，どこの店舗で，どの商品が売れたのか分析することができます．こういったことを一昔前にやろうとすると，全国の各店舗から伝票を集めて集計しなければならず，膨大な手間と時間のかかる作業となります．それが今では商品のバーコードを読むだけで済むのです．このように発達した通信技術によって集められたデータは膨大な容量となります．これも人力で解析していたら大変な作業となるので，高パフォーマンスのコンピュータを使って機械的に解析する必要があります．そこで活躍するのが人工知能（Artificial Intelligence，AI）です．膨大な容量のデータを機械に学習させることで，あたかも人が行うような，あるいは人にはできないようなタスクをコンピュータに行わせ，これまでの解析手法では得られなかった知見を得たり，それをさらに新しい技術開発に利用することが可能になってきています．

　通信技術やコンピュータの発達によって起こっている一連の技術革新は，18世紀の産業革命に匹敵するインパクトを我々の社会にもたらすかもしれません．医療の分野もその例外ではありません．近い将来，あらゆる病院でカルテは電子化され，患者のデータにどこからでもアクセスできるようになり，膨大な容量を持つ個人のゲノム情報を臨床の現場で活用できるようになるでしょう．

　このように我々の社会は大きな変革のときを迎えています．しかし残念ながら，このような大きな変化に対して人材の育成が追い付いていないのがわが国の現状です．デジタルデータを扱える知識や技術を持った人材が，社会のあらゆる分野で不足しています．このような人材を育成することは，一刻の猶予もない喫緊の課題となっています．これに対してさまざまな施策が打ち出されています．今では小学生の一人一人にタブレット端末が配布されるようになりました．自分の子どものころを思い出すと，学校から配布されるのは習字道具やそろばんでしたが，これがタブレット端末に取って代わられたわけです．もちろん，現在でも小学校で習字やそろばんの授業は行われていますが，その意味合いは昔と異なっているでしょう．

　その昔，寺子屋で教えることを読み，書き，そろばんと言いました．今の言葉で言えばリテラシーということになります．リテラシーとは，何かを学習するときの前提となる必要最低限度の知識や技術のことです．確かに文字が読み書きできなければ，

何も学習することはできません．現在，デジタルデータ革命とも言える社会の変化を迎え，新しい人材を育成するための新しい読み書きそろばん，すなわち新時代にふさわしい新しいリテラシーが必要となっています．つまり，AI・データサイエンス教育のためのデータリテラシーが必要ということです．

　現在ではAIやデータサイエンスそれ自体を研究の対象とする専門家でなくても，あらゆる学問を学ぶときにこのデータリテラシーが必要となります．初等教育の段階からデジタルデータに触れ，それをコンピュータなどを用いて分析するという作業に慣れ親しんでおく必要があります．さらに，高等教育においてもデータリテラシー教育が必要となります．

　ここで，医療従事者はAIやデータサイエンスをユーザーとして利用する立場だから，理屈についてそれほど詳細に理解しておく必要はないのではないかと考える人がいるかもしれません．しかし，例えばX線写真について，X線に関する物理学的知識を全く持たず，ただそこに写った白い影が肺であるとして胸部X線写真を見ている医師と，なぜフィルム上に肺が白く写るのか理解したうえで読影している医師とで，そこから得られる情報に差が出ることは明らかでしょう．AIやデータサイエンスについても同じことが言えます．ユーザーとしてこれらを利用する立場であったとしても，必要最低限度の基本的理論について理解したうえで利用すべきです．さらに医療の分野ではインフォームドコンセントの問題があります．あらゆる医療行為は患者に対して十全に説明し，同意を得たうえで実施する必要があります．AI技術を医療分野に応用するにあたって，それを利用する医師はその原理をしっかり理解しておかなければ，患者に対して説明責任を果たすことができないでしょう．

　このように，これからは医療従事者であってもデータリテラシーを身につける必要があるのですが，今では科学技術の発達によって専門知識の高度化，専門化が進んでいます．例えば，さまざまな疾患に関する発病のメカニズムは分子のレベルで解明されています．学ぶべき医学的知識や技術は一昔前と比較して急激に増加しており，6年間の医学教育の期間に収めるのに苦労するほどです．ここにさらに，データリテラシー教育を加えなければなりません．そのために医療従事者を志す者が無理なく効率よく学べる，いわば医療に特化したデータサイエンス教育が求められています．そのための教材として活用してもらうことが本書の目的となっています．

　本書の特徴は実際の作業の副読本として利用できることです．何かを学ぶとき，実際に手を動かし，自分で試行錯誤してみることが重要であることは言うまでもありません．AI・データサイエンス教育も例外ではありません．本書では学習用のデモデータやAIプログラムのコードが豊富に提供されています．これらを使えば，自分でAI

プログラムを動かし，データを処理・解析させてみて，AI を体感しながら学ぶことができます．

「AI って難しそう」「捉えどころがなさそう」——そんな印象を抱いている方が，本書によって AI や機械学習，深層学習を少しでも身近に感じていただければ幸いです．もちろん，この本で学ぶのはデータリテラシー，つまり AI やデータサイエンスにおける読み書きの部分です．AI やデータサイエンスの分野は現在も急速に進歩し，応用の範囲を広げています．医療分野でも予想もしなかったような新技術が次々に実用化されていくでしょう．そこにはまだ見ぬ新しい医療の世界が広がっています．本書で身につく知識や技術は，そのような世界への扉を開く鍵となります．本書を通じて AI やデータサイエンスに興味を持った読者は，本書に掲載された参考文献などを手掛かりに，さらに本格的な AI・データサイエンスの世界へ進んでいっていただきたいと思います．本書がその一助となることを望んでいます．

2024 年 7 月

中林　潤

目次

監修の序 ……………………………………………………… 宮野　悟　3
編集の序 ……………………………………………………… 中林　潤　5
本書の使用にあたって …………………………………………… 12

0章　演習準備
Google Colaboratory の基本
須藤毅顕　15

0-1 Google Colaboratory とは …………………………… 16
0-2 試しに実行してみよう ………………………………… 17
　1）Google アカウントを準備する　2）Colab を開く
　3）セルに入力し，実行する　4）ノートブックを保存する，読み込む
0-3 ライブラリを使ってみよう ……………………………… 22
0-4 ファイルを読み込んでみよう …………………………… 24
0-5 その他の Colab の特徴と注意事項 ………………… 28
　1）GPU で演算できる　2）連続使用時間の制限に注意する

1章　Python に触ってみよう
年齢と歯の本数
曹　日丹，須藤毅顕　31

1-1 演習用データの確認 ……………………………………… 33
1-2 Python の基本 ………………………………………… 34
　1）変数　2）四則演算　3）変数の型　4）リスト　5）関数
1-3 演習用データの読み込み ………………………………… 43
1-4 データフレームの操作 …………………………………… 45
1-5 散布図を作成するためのデータ準備 ………………… 49
課題 …………………………………………………………………… 57

2章 機械学習のしくみを理解しよう
糖尿病と乳がんのデータ

石丸美穂, 須藤毅顕 59

2-1 機械学習とは 60
1）教師あり機械学習　2）教師なし機械学習

2-2 教師あり機械学習の回帰とは 62

2-3 線形回帰を実践してみよう 63
STEP　⓪ 事前準備　① データの用意　② 学習モデルの選択
③ データを入れて学習　④ 傾き（偏回帰係数）と切片（定数項）を推定
⑤ 未知の特徴量 x で予測　⑥ モデルの評価

2-4 学習用データと検証用データの分割 79

2-5 ロジスティック回帰を実践してみよう 83
STEP　⓪ 事前準備　① データの用意　② 学習モデルの選択
③ 学習用データを用いて学習
④ 傾き（偏回帰係数）と切片（定数項）を推定
⑤ 新しい変数で予測　⑥ モデルの評価

COLUMN　ロジスティック回帰式 95

課題 96

3章 さまざまな機械学習を理解しよう

石丸美穂, 須藤毅顕 97

3-1 機械学習のアルゴリズム 98

3-2 サポートベクターマシンを実践してみよう 98
STEP　⓪ 事前準備　① データの用意　② 学習モデルの選択
③ データを入れて学習　④ 予測を行う　⑤ モデルの評価

COLUMN　ハイパーパラメータ 105

3-3 決定木分析を実践してみよう 106
STEP　⓪ 事前準備　① データの用意　② 学習モデルの選択
③ データを入れて学習　④ 予測を行う　⑤ モデルの評価

3-4 ランダムフォレストを実践してみよう 115
STEP　⓪ 事前準備　① データの用意　② 学習モデルの選択
③ データを入れて学習　④ 予測を行う　⑤ モデルの評価

課題 124

4章 深層学習のしくみを理解しよう

須藤毅顕, 中林 潤　125

4-1 深層学習とは　126

4-2 深層学習の流れ　127

1) ニューロンと人工ニューロン
2) ニューラルネットワークを使った深層学習

COLUMN ReLU 関数とシグモイド関数の計算方法　133

4-3 深層学習を実践してみよう　136

STEP ① データの用意　② 学習用データでの学習　③ 損失と重みの更新
④ 結果の確認　⑤ テスト用データでのモデルの評価

4-4 学習モデルの改良　147

課題　150

5章 肺の X 線画像を用いた画像分類にトライしよう

須藤毅顕, 木下淳博　151

5-1 外部のデータを読み込む　152

5-2 デジタル画像のデータは数値で表すことができる　153

5-3 肺の X 線画像の分類モデルを作成してみよう　161

STEP ① 肺の X 線画像ファイルのリスト作成
② 画像ファイル数の集計と変数の作成
③ 健康な肺の X 線画像の読み込み　④ 肺炎の X 線画像の読み込み
⑤ X 線画像のシャッフル　⑥ 深層学習モデルの作成

5-4 未知のデータが肺炎かどうかを予測　184

課題　186

展望 進化する深層学習——その発展の歴史と未来

角 勇樹　187

Topics 医療とAIのこれから 191

1 AIによる未来医療のためのロードマップ……清水秀幸 192

2 医療における意思決定のために…………………高橋邦彦 196

3 公共データベースを用いたオミクス解析
……………………………………………鎌谷高志, 池田貞勝 201

4 医学ビッグデータ研究におけるバイオバンク
……………………………………………………………田中敏博 207

5 医療ビッグデータ解析のためのアルゴリズム
……………………………………………………………坂内英夫 211

6 AIのこれからと企業の取り組み………丸橋弘治, 岡本青史 216

7 スタートアップで医師がAI医療機器を
開発するということ………………………………沖山　翔 221

8 AIの病院への実装………………………………宮野　悟 229

索引……………………………………………………………………233

本書の使用にあたって

演習用データ，課題解答例のダウンロード方法

① 以下の専用サイトにアクセスしてください．

https://github.com/TMDU-AI/AI-yodosha

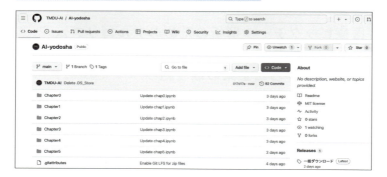

② 画面右の【一括ダウンロード】→【AI-yodosha.zip】からファイル一式をダウンロードできます．

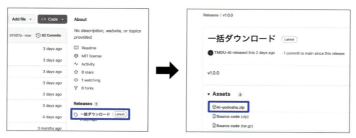

③ ダウンロードした zip ファイルを展開／解凍して使用してください．

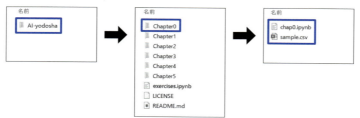

（演習で使用する ipynb ファイルや課題解答例（exercises.ipynb）を収録）

動作環境について

本書のPythonコードは，以下のバージョンにて動作確認を行っております．

- Python 3.10.12
- ライブラリ：Keras 2.15.0，Matplotlib 3.7.1，NumPy 1.25.2，pandas 2.0.3，scikit-learn 1.2.2

ライブラリのインストール方法

本書で扱うGoogle Colaboratoryは今後ライブラリのバージョンが更新される可能性があります．もし本書のコードがエラーになる場合は，下記コードを最初に実行すると本書の執筆時のバージョンのライブラリをインストールすることができます．

```
!pip install keras==2.15.0
!pip install matplotlib==3.7.1
!pip install numpy==1.25.2
!pip install pandas==2.0.3
!pip install scikit-learn==1.2.2
```

関数の表記について

本書では，初学者へのわかりやすさを考慮し，関数，メソッド，クラスなど一連の計算手順をまとめたものを便宜上，すべて「関数」と表記しています．

執筆者一覧

※ 所属は執筆時のもの

監　修

宮野　悟　　東京医科歯科大学 M&D データ科学センター統合解析分野

編　集

中林　潤　　東京医科歯科大学統合教育機構教養教育部門

木下淳博　　東京医科歯科大学統合教育機構教学 IR 部門

須藤毅顕　　東京医科歯科大学統合教育機構教学 IR 部門

執　筆 （掲載順）

宮野　悟　　東京医科歯科大学 M&D データ科学センター統合解析分野

中林　潤　　東京医科歯科大学統合教育機構教養教育部門

須藤毅顕　　東京医科歯科大学統合教育機構教学 IR 部門

曹　日丹　　東京医科歯科大学統合教育機構教学 IR 部門

石丸美穂　　東京医科歯科大学統合教育機構教学 IR 部門

木下淳博　　東京医科歯科大学統合教育機構教学 IR 部門

角　勇樹　　東京医科歯科大学大学院医歯学総合研究科生命情報応用学分野

清水秀幸　　東京医科歯科大学 M&D データ科学センター AI システム医科学分野

髙橋邦彦　　東京医科歯科大学 M&D データ科学センター生物統計学分野

鎌谷高志　　東京医科歯科大学 M&D データ科学センター AI 技術開発分野

池田貞勝　　東京医科歯科大学病院がんゲノム診療科

田中敏博　　東京医科歯科大学統合研究機構疾患バイオリソースセンター

坂内英夫　　東京医科歯科大学 M&D データ科学センターデータ科学アルゴリズム
　　　　　　設計・解析分野

丸橋弘治　　富士通株式会社

岡本青史　　富士通株式会社

沖山　翔　　アイリス株式会社 代表取締役／日本赤十字社医療センター救急科

0章

演習準備
Google Colaboratory の基本

ようこそ，Python と Google Colaboratory を用いたプログラミングの世界へ．0章では，どの Windows でも Mac でも，どの OS（オペレーティングシステム）を使用していても同じようにアクセスでき，気軽に Python プログラミングを始めることができる Google Colaboratory の基本的な使い方から紹介します．クラウドベースのこの環境では，迅速にプログラムを実行し，結果を確認できます．最終章の肺の X 線画像を用いた深層学習の応用まで進めていくために，まずはプログラミングを行う実行環境について理解を深めていきましょう．

0-1 Google Colaboratory とは

本書では**Python**（パイソン）というプログラミング言語を使用して演習を行います．Python は近年非常に人気が高まっているプログラミング言語で，機械学習や深層学習を行う上で便利なライブラリ（後述）を豊富に含んでおり，比較的容易に機械学習に取り組むことができるのが特徴です．

さて，Windows や Mac などお手持ちのコンピュータでどのように Python のプログラムを実行すればよいでしょうか．Python を実行する方法（実行環境）はターミナル，Spyder，Jupyter Notebook などいくつかあり，いずれも一長一短があります．本書では，これら数多くの Python の実行環境の中で，初めての人でも取り組みやすいと思われる**Google Colaboratory**（グーグルコラボラトリー；以下，Colab（コラボ））を使用します．Colab はインターネット環境と Google のアカウントさえあれば誰でも利用でき，その多くのメリットから世界中で使用されています．以下にその主な特徴を挙げます．

1. **クラウドベースの環境**

   Colab はクラウド上で実行されるため，個人の PC（ローカルマシン）の性能にかかわらず，高性能な計算リソースを利用することができます．特に，GPU や TPU を無料で使用できるため，機械学習の演算処理を高速化することが可能です（GPU や TPU については本章の最後に説明します）．

2. **無料で利用可能**

   Colab は無料で使用することができます．より高度な処理をするための有償版もありますが，本書で取り組む演習は無料のまま実行可能です．

3. **環境の設定が簡単**

   Colab は特別なセットアップやアプリケーションのインストールなどが必要なく，ブラウザからすぐにプログラミングを始めることができます．機械学習や深層学習でよく使用されるライブラリがすぐに利用できることも特徴です．また Windows でも Mac でも大半の作業は同じように実行できます．

その他，周囲の人との共有が容易，Google Drive に実行ファイルが自動保存されるため管理しやすいなど，さまざまなメリットがあります．デメリットとしては，Google のアカウントがないと使用できないことが挙げられます．なお，連続で最長 12 時間使用するか，もしくは何もしない状態で一定時間（90分）放置すると，タイムアウトして変数の内容等がクリアされるため注意が必要です（詳しくは後述）．

0-2 試しに実行してみよう

1）Googleアカウントを準備する

　Colabを始めるには，まずGoogleアカウントが必要です．Googleアカウントを持っていない場合は，図1を参考に作成してください．

図1　Googleアカウントの作成手順

「Google アカウント」で検索し
「Google アカウントの作成」を
クリックします

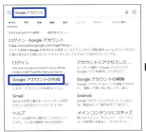

アカウントの種類で
「自分用」をクリックします

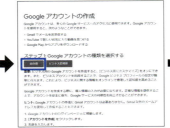

名前，ユーザー名，
パスワードを入力すれば
作成完了です

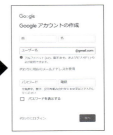

下記URLからも同じ画面にアクセスできます

https://support.google.com/accounts/answer/27441?hl=ja-JP

2）Colabを開く

　早速Colabを始めてみましょう．下記URLにアクセスするか，「Google Colaboratory」で検索して「Colaboratoryへようこそ -Colaboratory- Google …」と表示されるリンクからサイトを開きます（図2①②）．

```
https://colab.research.google.com/
```

　サイトを開くと，Colabのホーム画面を背景にして，ノートブックの選択画面が表示されます（図2③）．**ノートブック**とはPythonのプログラムを記述，実行するファイルのことです．初めて使用するときは新しいノートブックを作成します．［ノートブックを新規作成］をクリックすると新しいノートブックの作成画面に移行します（図2⑥）．［キャンセル］を選択するとColabのホーム画面が表示されますが，ここから［ファイル］→［ノートブックを新規作成］を選択しても同様の画面に移行します（図2④⑤⑥）．Colabのホーム画面には，Colabの特徴やチュートリアルが書かれているので，こちらも是非参考にしてください．

図2 Google Colaboratory（Colab）を開いてみよう

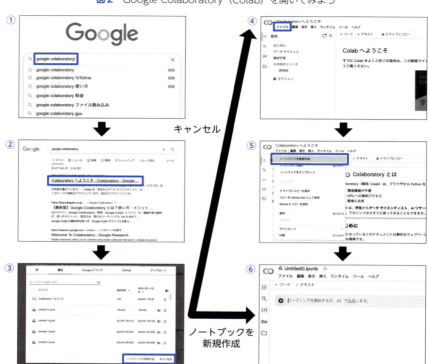

3）セルに入力し，実行する

　新規に作成されたノートブックのファイル名は「Untitled0.ipynb」で，画面の左上に表示されます．通常Pythonのファイルは「.py」（ドットパイ）という拡張子がつくのですが，ノートブックの形式で記述されたPythonのファイルは「.ipynb」（ドットアイピーワイエヌビー[*1]）という拡張子がつきます．「Untitled0.ipynb」というファイル名が表示されている場所にカーソルを合わせてクリックすると，ファイル名を自由に変更できます（図3）．

---

*1　本書では「ドットアイピーワイエヌビー」と読みますが，他の読み方をする場合もあります．

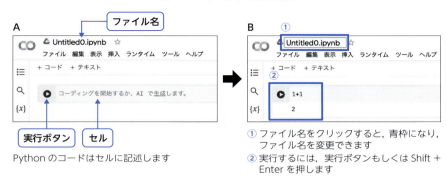

図3　ノートブックの基本画面

Pythonのコードはセルに記述します

① ファイル名をクリックすると，青枠になり，ファイル名を変更できます
② 実行するには，実行ボタンもしくはShift + Enterを押します

　画面の中央には右向き三角のアイコン（**実行ボタン**）と四角い枠（**セル**）があります．Pythonではプログラム（コードもしくはソースコードとも言います）をこのセルの中に書きます（**図3A**）．試しにセルにカーソルを合わせて，「1+1」と書いてみましょう．実行するには「実行ボタン」をクリックするか，Shift + Enterを押します．少し待つとセルの左にチェックがついて，セルの下に「2」と表示されます（**図3B**）．

　ノートブックでは，セルにPythonのプログラムを書いて実行すると，その結果がセルのすぐ下の行に表示されます．このように，プログラムの記述と実行を逐次行う実行形式を，対話型実行形式と言います．以降，本書では，セルの内容を「▶」，実行結果を「→」の後に記載します．

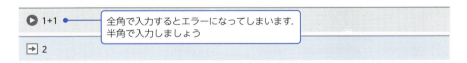

　セルを追加する場合は，［+コード］をクリックします．クリックした回数だけセルを追加できます．セルを追加して**コード0-1**を実行してみましょう．

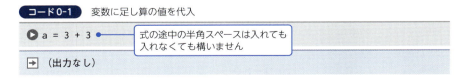

　この場合，セルの下には何も表示されません．実行結果もエラーも表示されていない状態であれば正しく実行できています．続けてセルを追加して**コード0-2**を実行してみましょう．

コード0-2 変数の値の出力

```
a
```

```
6
```

今度は実行結果として6が表示されます．1章で再度詳しく説明しますが，**コード0-1**は「3+3」のデータを「a」という変数に代入するという意味です．代入しただけなので実行しても結果は表示されません．**コード0-2**では「a」だけを入力していますが，ノートブックでは変数や計算式のみを最後の行に記述すると，その変数の値や計算式の結果が出力されます．今「a」には「3+3」の結果が代入されているため，「6」が表示されました．

続いて**コード0-3**と**コード0-4**を実行してみます．

コード0-3 複数行の入力

```
b = 1 + 3
b
```

```
4
```

コード0-4 変数名のみが複数行存在する際の出力結果

```
c = 2 + 2
c
d = 3 + 3
d
```

```
6 ──● ┤dの値だけが出力されました├
```

セルの中でEnterを押すと，改行して複数行を一度に書くことができます．複数行書いて実行すると，セルの中のコードが上から1行ずつ実行されます．**コード0-3**では「b」の値である「4」が出力されました．一方**コード0-4**では「d」の値である「6」が出力され，「c」の値は出力されていません．先ほど「変数や計算式のみを最後の行に記述すると」と述べました．**コード0-4**の2行目は変数「c」だけの行ですが，最後の行ではないため実行結果には反映されません．

変数「c」の値を表示するには，**コード0-5**のように変数の値を出力するprint関数を使用します．関数についても1章であらためて説明します．

コード0-5 print関数を使った出力

```
c = 2 + 2
print(c)
d = 3 + 3
# 最後の行なのでdのみでも6というデータが出力されます
print(d)
```

→ 4 ← cの値も出力できました
6

---

memo コメントとしての「#」

コード0-5では4行目にコメントを挿入しています．コメントはセルの中で実行されない部分で，先頭にハッシュ「#」をつけて記述します．実行している処理の内容や変数の意味などをコメントに記して上手に利用することで，プログラムを分かりやすくできます．

4）ノートブックを保存する，読み込む

ノートブックは変更すると自動的に保存されるしくみになっています．保存される場所はGoogle DriveのMyDrive（➡ p.26で解説）のColab Notebooks内です．一度ノートブックを新規作成すると自動的にColab Notebooksフォルダが作成され，以降新たなノートブックはすべてこのフォルダ内に自動的に保存されます．またノートブックの画面から【ファイル】→【保存】をクリックして明示的に手動で保存することも可能です（**図4A**）．

一度閉じた後にノートブックを再度開くには，再度ColabのURLにアクセスし，ノートブックの選択画面で【ノートブックを新規作成】ではなく，上の【最近】や【Googleドライブ】のタブを選んでファイルを選択します（**図4B**）．もしくはGoogle DriveのColab Notebooksに直接アクセスしてファイルをダブルクリックしても開くことができます．

では他の人が作成したノートブックを開くにはどうすればいいでしょうか．この場合もいくつか方法があります．まずノートブックの画面で【ファイル】→【ノートブックをアップロード】を選択します（**図4C**）．するとファイルの選択画面が表示されるので【ファイルを選択】をクリックして開きたいファイルを選んで開くことができます．もしくは四角の点線枠内にファイルをドラッグ＆ドロップして開くこともできます．

ここで試しに演習データDLサイト（➡ p.12参照）からダウンロードした0章のノートブック（chap0.ipynb）を，Colabで開いてみてください．このノートブックは次節以降で使用します．

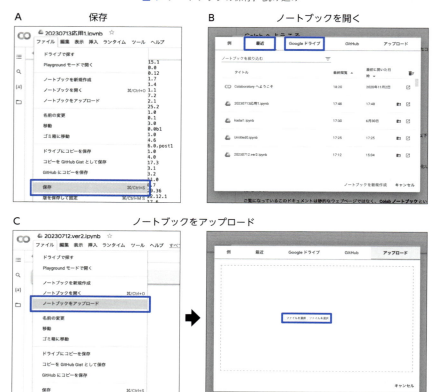

図4　ノートブックの保存，読み込み

0-3　ライブラリを使ってみよう

　Pythonにはライブラリというものがあります．ライブラリはさまざまな処理を1つにまとめたもので，ライブラリを読み込むことで，複雑な処理を行うプログラムを，自分で一から作成するよりもはるかに簡便に作成できます．図5はライブラリの概念図です．たくさんの処理内容を記述したPythonのファイル「.py」をまとめたものを**モジュール**と言います．そのモジュールを複数まとめたものを**パッケージ**と言います．そのパッケージが1つないし複数まとまったものが**ライブラリ**で，数値計算，統計処理，作図，ファイル操作など，関連した一連の処理群がひとまとめになっています．

　ライブラリには非常に多くの種類がありますが，大きく分けると最初からPythonに備わっている標準ライブラリと，外部から必要に応じてインストールする外部ライブ

ラリがあります．Colabの特徴の一つとして，多くのよく使用される外部ライブラリがあらかじめインストールされていることが挙げられます．

ここでは例として，作図でよく使用されるMatplotlib（マットプロットリブ）というライブラリを簡単に紹介します．前節で開いた0章のノートブック（chap0.ipynb）にある**コード0-6**を実行して折れ線グラフを表示してみましょう．

図5 ライブラリの概念図

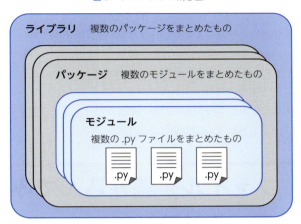

「.py」はノートブックの形式ではないPythonで書かれたファイルの拡張子

コード0-6　Matplotlibを用いた折れ線グラフの描画

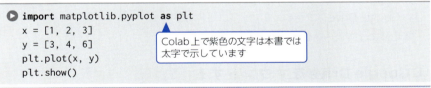

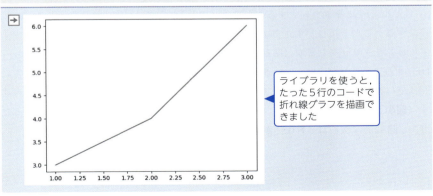

1行目はMatplotlibを読み込むコードです.「import matplotlib」だけでも読み込めるのですが,慣例的に「import matplotlib.pyplot as plt」のように書きます.これは「Matplotlibのpyplot(パイプロット)というモジュールを,pltと省略して読み込む」という意味です.このように書くことで,これ以後はplt.〜という書き方でMatplotlibのさまざまな機能を使用することができるようになります.

ここではx軸とy軸の値が(1, 3),(2, 4),(3, 6)となる3点を通る折れ線グラフを表示しています.2,3行目で3点の値を設定しており,xに3点のx軸のデータである1,2,3を,yに3点のy軸のデータである3,4,6を代入しています(このデータの形式についても1章で詳しく解説します).4,5行目の2行が作図のコードに該当します.「plt.plot()」は折れ線を描くコードで,括弧の中に順に「(x軸のデータ,y軸のデータ)」を入力することで折れ線が描画されます.「plt.show()」は作ったグラフを表示させるコードです.自分で折れ線グラフを描くプログラムを一から作成すると非常に労力を要しますが,このようにMatplotlibというライブラリを使用することで,わずか数行のコードで実行することができます.

0-4 ファイルを読み込んでみよう

Colabではファイルを読み込むことができます.ファイルを読み込む手順は以下のとおりです.

① Google Drive をマウントする
② Google Drive にファイルをアップロードする
③ Colab上で読み込む

① Google Drive をマウントする

「Google Drive をマウントする」とは手元のPCからクラウド上の「Google Drive に接続する」ことを指します.まず,Colabのノートブックの画面左にあるフォルダのアイコンをクリックします(図6A).ファイル操作のタブが表示されるので,Google Driveのアイコンがついたフォルダをクリックします(図6B).下のファイル一覧に「drive」というフォルダが作成されれば,Google Drive をマウントしたことになります(図6C).場合によっては,マウントのアイコンをクリックすると,図7のようにセルに自動的に次のコード0-7が追加されて,その実行を促されます.

図6 メニュー画面からGoogle Driveをマウントする

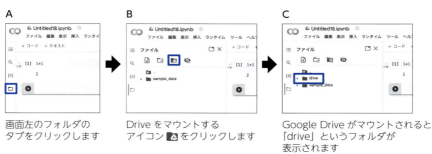

A 画面左のフォルダの
タブをクリックします

B Driveをマウントする
アイコン をクリックします

C Google Driveがマウントされると
「drive」というフォルダが
表示されます

図7 （補足）最初に別の確認画面が表示された場合

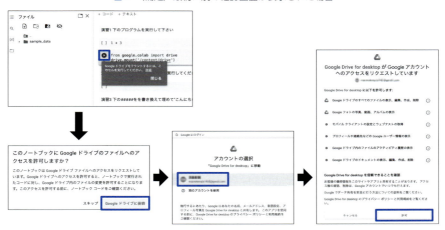

コード0-7 Google Driveのマウント

```
from google.colab import drive
drive.mount('/content/drive')
```

　指示のとおりコードを実行すると，「このノートブックにGoogleドライブのファイルへのアクセスを許可しますか？」と表示されるので，［Googleドライブに接続］をクリックします．別ウィンドウで，接続するGoogleアカウントを選択するよう促されるので，自分が使用しているアカウントを選択してください．最後に「Google Drive for desktopがGoogleアカウントへのアクセスをリクエストしています」と表示されるので［許可］を選択します．この場合もマウントが完了するとファイル一覧にdriveのフォルダが表示されます．

マウントが完了したら，試しにGoogle DriveにファイルをアップロードしてColab
から読み込んでみましょう．まず読み込むためのファイル（ここでは一例としてcsv
ファイル）を用意します．**演習データDLサイト**（➡ p.12参照）からダウンロードした
「sample.csv」を準備するか，もしくは中身はなんでもよいのでMicrosoft Excelで簡
単なデータを作ってcsvのファイル形式で保存してください（**図8**）．

図8 アップロードするファイルの準備

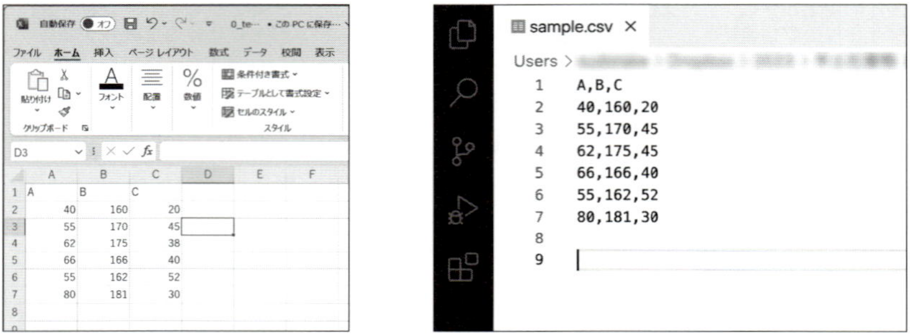

sample.csvファイルをダウンロードもしくはExcelやテキストエディタなどで自作します
（図右のテキストエディタはVisual Studio Code）

---

memo **csvファイル**

「comma separated values」の略で，コンマで区切られたテキストファイル．拡張子が.xlsx
や.docxとなっているExcelやWordのファイルに比べて，csvファイルは構造がシンプル
なので多くのアプリケーションで扱うことができます．Excelでセルにデータを埋めた場合，
【名前を付けて保存】で【ファイル形式】から【CSV（コンマ区切り）（*.csv)】を選択する
と，セルのデータがコンマで区切られた形で，csvファイルとして保存できます．テキスト
エディタ（テキストの編集に特化したソフトウェア）であれば，データをコンマで区切って
「.csv」を指定して保存することで，csvファイルを作成できます．

---

② Google Drive にファイルをアップロードする

Google Driveにファイルをアップロードするには，①Colab上でアップロードする
方法と，②Google Drive上でアップロードする方法があります．

①の場合，先ほどマウントして表示されたdriveフォルダの先頭にある横矢印（▶）
をクリックします．すると下矢印（▼）に変わり，フォルダの中身が表示され，drive
の中には「MyDrive」というフォルダがあることが分かります．このMyDriveが自分
のGoogle Driveの中身です．このMyDriveの中にファイルをアップロードしたい場
合，MyDriveのフォルダアイコンにカーソルを合わせると右に三点メニュー（⋮）が

表示されるのでこれをクリックし，[アップロード]を選びます．ファイルの選択画面が表示されるので，アップロードしたいファイルを選びます．ここで先ほどダウンロードもしくは作成した「sample.csv」を選んでアップロードしてください．

　②の場合は，Google Drive[*2]上で左上の[＋新規]→[ファイルのアップロード]からアップロードすることができます．先ほどの①の操作はColab経由でGoogle Driveにアップロードしているだけなのでやっていることは同じです．

③Colab上で読み込む

　では最後にファイルを読み込んでみましょう．Pythonでcsvファイルを読み込む方法はいくつかありますが，ここではpandas（パンダス）というライブラリを用いて読み込みます．

コード0-8 pandasを用いたファイルの読み込み

```
import pandas as pd
test = pd.read_csv('/content/drive/MyDrive/sample.csv', encoding='utf-8')
print(test)
```

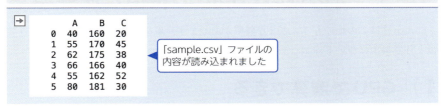

「sample.csv」ファイルの内容が読み込まれました

　pandasの細かい使い方は1章以降で説明します．ここでは「pd.read_csv('ファイル名')」と記述することでファイルを読み込めることだけ確認してもらえば大丈夫です．ここで重要な点は，ファイル名は「sample.csv」なのにコードには「/content/drive/MyDrive/sample.csv」と記述している点です．これはPythonではファイルやフォルダを指定する際に，その存在する場所を正しく指定しないと読み込めないしくみになっているからです（➡次ページmemo参照）．

[*2] https://drive.google.com/drive/

> **memo** **ファイルの場所を指定するpath**
> フォルダをたどってファイルの保存場所に至るまでの経路をpath（パス）と言います．今回の場合，「contentの中にあるdriveの中にあるMyDriveの中にあるsample.csv」を指定していることになります．つまり，Google Driveにアップロードしたファイルの場所は「/content/drive/MyDrive/sample.csv」というpathになります．このpathは手入力してもよいのですが，MyDrive内の「sample.csv」の右の三点メニューをクリックして【パスをコピー】を選択するとファイルまでのpathがコピーされ，ペーストして使えるので手入力せずに済み便利です．

　pandasというライブラリでcsvファイルを読み込むと**コード0-8**の実行結果のように表示されます．読み込み方法はファイルによってさまざまなものが存在しますが，ColabではGoogle DriveをマウントしてGoogle Driveにアップロードしたファイルを読み込むという流れ（先にアップロードしてももちろん大丈夫です）を覚えておきましょう．

0-5　その他のColabの特徴と注意事項

　Colabにはこの他にもさまざまな特徴があります．最後にその中でも特筆すべき特徴と注意事項について追記しておきます．

1）GPUで演算できる

　本書の後半では深層学習の演習を行いますが，深層学習ではPCに多くの演算処理をさせます．PCには2種類の演算装置があります（**図9**）．一つは**CPU**（Central Processing Unit）で，コンピュータにおける中心的な演算装置です．CPUの能力が高いと複雑で高度な処理が可能になります．もう一つが**GPU**（Graphics Processing Unit）で，もともと画像処理に特化した演算装置ですが，並列計算処理に優れているため，最近では機械学習の領域でも広く利用されています．GPUの能力が高いと機械学習のような並列計算を多用する処理を高速に行うことができます．Colabでは高性能なGPUを使用することができるため，機械学習，深層学習を高速に行いやすく，Colabが広く利用される1つの要因になっています．

　さらにColabにはGoogleが開発した特殊な演算装置である**TPU**（Tensor Processing Unit）も備わっています．機械学習，特に深層学習のモデルの訓練には大量の行列演算が必要で，TPUはこれらの演算を非常に高速に処理できるように設計されています．Colabでは，TPUも無料で利用することができますが，GPUより設定や管理が複雑なため，本書では扱いません．

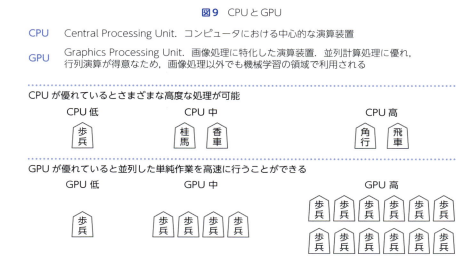

図9　CPUとGPU

2）連続使用時間の制限に注意する

　Colabは無料で使用できてGPUも利用できるため大変便利なのですが，無料版では，p.16で述べたとおり，連続で最長12時間使用するか，もしくは何もしない状態で一定時間（90分）放置すると，タイムアウトして変数の内容等がクリアされます（2024年6月時点）．タイムアウトとはいっても，ファイルがすべて消えてしまうわけではなく，書いたソースコードは消えません．実行した内容（変数に代入された値など）がクリアされるのみで，もう一度プログラムを実行することはできます．

　Colabにはこれ以外にも多くの機能がありますが，本章では1章以降の演習に必要な機能の紹介に留めています．興味のある方はColabの「ヘルプ」やネット上の情報を活用しながら，いろいろ試してみてください．次章では，Colabを実際に使用しながらPythonの基本演習に取り組みます．

1章

Python に触ってみよう
年齢と歯の本数

本章では擬似医療データを使って Python のプログラミングを
実践していきたいと思います. データは実際の初診患者のデー
タを加工して架空のデータにしたものを使用します. 本書の
実行コードはノートブック (ipynb ファイル) としてダウン
ロード可能ですが, 自分で手を動かすほど理解が深まるので,
まずはノートブックを新規作成して自分で打ち込んでいきま
しょう.

本章のゴール

- Pythonの基本的な構文を理解し,プログラムを実行できる
- Pythonで扱うさまざまなデータ型を理解し,変数や関数を操作できる
- Pythonでデータファイルを読み込み,基本的なデータ加工を実施できる

本章では擬似医療データを用いてデータの前処理を行います.データの前処理とは,データセットを修正し,分析や機械学習に適した形式に整えるプロセスです.臨床研究のデータを解析したり,病院の診療データを管理するときなど,医療領域でも必ずと言っていいほど必要となる処理です.今回は,欠損値やエラーなどがないことを確認済みの演習用データから,患者人数と歯の本数を集計します.図1に示した流れのように,1人の患者の情報が複数行にわたって記録されているところを,1人1行のデータにまとめて,横軸に患者の年齢,縦軸に歯の本数をとって散布図を作成して分布を可視化するのが目標です.

図1 1章の演習の流れ

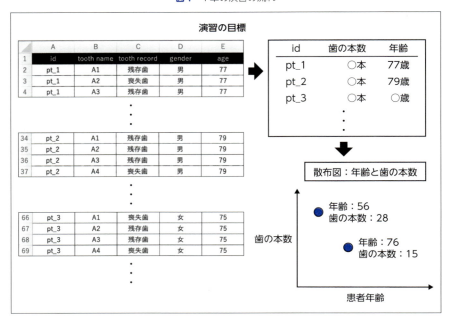

1-1 演習用データの確認

まずは今回使用する擬似医療データ（dwhdata.csv）の内容を説明します．dwhdata.csvは**図2**のように表形式のデータになっており，初診患者のID，歯の種類，歯があるかどうか，性別，年齢の情報が入っています．例えば一番上のデータ行には，'pt_1'の患者について，'A1'という歯が'残存歯'であり，性別は'男'で年齢は'77'歳であるという情報が記載されています．1人の患者に対し，歯の本数分だけ行数が存在します．

図2 使用する擬似医療データ（dwhdata.csv）の内容

	A	B	C	D	E
1	id	tooth name	tooth record	gender	age
2	pt_1	A1	残存歯	男	77
3	pt_1	A2	喪失歯	男	77
4	pt_1	A3	残存歯	男	77
5	pt_1	A4	残存歯	男	77
6	pt_1	A5	残存歯	男	77
7	pt_1	A6	残存歯	男	77
8	pt_1	A7	喪失歯	男	77
9	pt_1	A8	残存歯	男	77
10	pt_1	B1	残存歯	男	77
11	pt_1	B2	喪失歯	男	77
12	pt_1	B3	残存歯	男	77
13	pt_1	B4	残存歯	男	77
14	pt_1	B5	喪失歯	男	77
15	pt_1	B6	残存歯	男	77
16	pt_1	B7	残存歯	男	77

次に，歯種について補足します．歯の種類は全部で32種類あり，ここではABCDと1〜8の組み合わせで表現しています．**図3**は模型上での歯とその組み合わせの対応を表しています．右上の歯の部位はA1〜A8，左上の歯の部位はB1〜B8，左下の歯の部位はC1〜C8，右下の歯の部位はD1〜D8にそれぞれ対応しています．

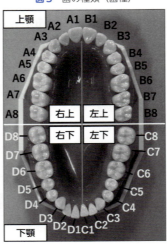

図3　歯の種類（歯種）

　では，実際にデータを扱う前に，Pythonの変数，四則演算，型，リスト，関数について簡単に説明していきます．

1-2　Pythonの基本

1）変数

　まず前章で少し触れた変数から理解していきましょう．**変数**はプログラミングにおいて非常に重要な概念です．変数とはデータを一時的に格納するための名前付きの箱のようなものです．変数を使用することで，プログラム内でそのデータを繰り返し利用することが可能になります．変数には，それを識別するための名前（**変数名**）をつける必要があります．例えば，aという名前の変数がある場合，それはaという名前がついた箱と考えることができます．変数aの箱に数値100を入れる操作を**変数の代入**，そのaの値を表示させる操作を**変数の出力**と言います（**図4**）．

　変数に値を代入するには「a = 100」のように記述します．ここでのイコール「=」は，数学的な「右辺と左辺の値が等しい」の意味ではなく，「右辺から左辺に値を代入せよ」という意味です．一方，変数aに代入されているデータを出力するには，「print(a)」のように記述します．実際にColabのセルに1行ずつ記述して実行してみましょう．

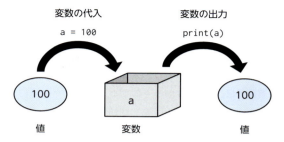

図4 変数はデータを格納する箱のようなもの

コード 1-2-1 変数の代入と出力

```
a = 100
print(a)
```

```
100
```

1行目で変数aに100という値を代入し、2行目で「**print(変数)**」を使用して変数が保持している100という値を出力しています。また0章でも触れたように、Colabではprintを用いず、コードの最終行に変数名の「a」だけを記述しても変数の値を出力できます。

変数aに新しい値を代入してみましょう。今度は文字のデータを代入します。文字のデータのことを**文字列**と言います。Pythonで文字列を記述する際は、文字をシングルクォーテーション「'」もしくはダブルクォーテーション「"」で囲みます。本書では特別な理由がない限り、文字列はシングルクォーテーションで記述します。**コード 1-2-2**を実行してみましょう。

コード 1-2-2 変数の上書き

```
a = 'Hello, world!'    # 「'」（シングルクォーテーション）の中に文字を入れる
print(a)
```

```
Hello, world!
```

コード 1-2-1では変数aに「100」という値を代入しましたが、**コード 1-2-2**では変数aに「'Hello, world!'」という値を代入しました。これで変数aの値は上書きされ、「print(a)」の出力結果は「Hello, world!」になります。このように、変数に新たな値を代入する度に、変数が保持している値は上書きされます。

また0章でも触れたとおり、セルの中のハッシュ記号「#」は**コメント**を示すために

使われます．コメントは後でコードを読む人（他人または将来の自分）にとって必要な情報を提供するメモの役割を果たすもので，コードの意図や変数の意味を書いておきます．各行で「#」より後ろは，コードとして実行されません．

2） 四則演算

四則演算の**算術演算子**は，Pythonや多くのプログラミング言語において，さまざまな計算やデータ処理で使用されます．加算と減算は数学と同様「+」と「−」を使いますが，乗算と除算は「×」と「÷」ではなく，それぞれアスタリスク「*」とスラッシュ「/」を使います．変数aに10，変数bに5を代入して四則演算を実施してみます．

コード1-2-3 四則演算1

```
a = 10
b = 5
print(a + b) # 加算
print(a - b) # 減算
print(a * b) # 乗算
print(a / b) # 除算
```

```
15
5
50
2.0
```

加算，減算，乗算の結果はすべて整数表示されていますが，除算の結果だけ「2.0」と小数として表示されています．これはaとbがどちらも整数であっても，除算の結果は小数になる可能性があるためです．そのため，除算の結果は常に小数として表示されます．他の算術演算子として，除算の結果の小数部分を切り捨てた整数（整数除算）を求める「//」，除算の余り（剰余）を求める「%」，べき乗を求める「**」があります．

コード1-2-4 四則演算2

```
print(9 // 2) # 整数除算
print(9 % 2)  # 剰余演算
print(3 ** 2) # べき乗演算
```

```
4
1
9
```

3）変数の型

　Pythonでは，数値や文字列などさまざまな種類のデータを扱うことができます．これらのデータの種類を**データ型**と呼びます．**基本データ型**は，個々の単純な値を格納するもので，例えば，**整数**，**浮動小数点数**，**文字列**などが該当します．**コンテナデータ型**は複数の要素を格納できるもので，例えば，**リスト**，**タプル**，**辞書**，**集合**などがあります．ここで言う「要素」とは，変数の値を構成する一つ一つのデータのことです．例えばリストは複数の値を順序づけて格納し，辞書はキーと値のペアを格納します．**コード1-2-5**では変数を6個用意して，さまざまなデータ型の値を代入しています．

> **コード1-2-5**　変数の型

```
a = 5
b = 5.0
c = 3 + 4 * b
greeting = 'Hello, world!'
numbers = [1, 2, 3, 4, 5]
person = {'name': 'John', 'age': 30, 'city': 'New York'}
```

→　（出力なし）

　各行の「=」の左側は変数名です．このように変数名はある程度自由に設定できますが，理解しやすいコードにするために，次のような標準的な命名規則に従うことが推奨されます．

- 変数名には英小文字，プログラム内で不変の値を表す定数名は英大文字を使用する
- 複数の単語を含む変数名では単語間をアンダースコア「_」で区切る

　また「=」の右側は各変数に代入する値です．これらの変数のデータ型は，「**type(変数名)**」で取得でき，「**print()**」で表示できます．

コード1-2-6 type関数

```
print(type(a))      # 「print(type(変数名))」で変数のデータ型を出力
print(type(b))
print(type(c))
print(type(greeting))
print(type(numbers))
print(type(person))
```

```
<class 'int'>
<class 'float'>
<class 'float'>
<class 'str'>
<class 'list'>
<class 'dict'>
```

　変数aの値は「5」で整数なので，整数（integer）を表す**int**（インテジャー）と出力されます．変数bの値は「5.0」で小数なので，浮動小数点数（floating point number）を表す**float**（フロート）と出力されます．変数cには四則演算の結果が格納されており，**コード1-2-5**の式内の変数bが小数なので結果も小数として計算され，「23.0」となります．そのため，変数cの型もfloatと出力されます．変数greetingの値は「'Hello, world!'」で文字列なので，文字列（string）を表す**str**（ストリング）と出力されます．

　変数numbersにはリストが代入されています．**リスト**は順序づけられた要素の集まりで，コンマ「,」で区切り，角括弧「[ ]」で囲んで表します．リスト内の要素は代入後も変更（追加，置換，削除）が可能で，重複した要素を持つこともできます．リストは本書でも頻繁に使用しますので，次項で詳しく説明します．

　変数personには辞書型データが代入されています．**辞書型**はキーと要素のペアで構成され，各ペアは「キー：要素」の形式で記述され，コンマで区切って波括弧「{ }」で囲んで表されます．要素は代入後でも変更可能です．キーは一意である必要があり重複は許されませんが，要素は重複しても構いません．辞書型はリストと異なり，キーと要素のペアで管理されるため，キーによる直接のアクセスが可能です．これにより，要素の検索や更新を効率的に行うことができ，大量のデータを扱う際などに効果を発揮します．

4）リスト

多くのコンテナデータ型の中でも代表的な**リスト**について詳しく説明します．リストは順序を持った要素の集まりで，各要素は**インデックス番号**という番号で特定でき，「リスト名[インデックス番号]」で特定の要素の値を得ることができます．**コード1-2-7**を実行して確認してみましょう．

コード1-2-7　リスト

```
fruits = ['apple', 'banana', 'cherry', 'melon']
print(fruits[0])
print(fruits[1])
```

```
apple
banana
```

インデックス番号に0番，1番を指定するとそれぞれapple，bananaが出力されます．リスト内の各要素には，先頭から順に0番から始まるインデックス番号が割り振られます（図5）．最初の要素に0番が，次の要素から1番，2番，3番と続きます．この例では，0番はapple，1番はbananaとなります．

図5　リストではインデックス番号で要素にアクセス可能

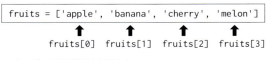

インデックス番号は0番から

変数に新たなデータを代入すると変更（上書き）できたように，リストの要素も上書きできます．リストの要素はすべてインデックス番号で指定できるので，新たに代入したいデータをインデックス番号で指定すれば，その要素だけが置き換わります．**コード1-2-8**では4つの要素を持つリストをfruitsという変数に代入し，「'banana'」を保持しているインデックス番号1番の「fruits[1]」を「'blueberry'」で上書きしています．

コード 1-2-8 リストの要素の置換

```
fruits = ['apple', 'banana', 'cherry', 'melon']
fruits[1] = 'blueberry'
print(fruits)
```

```
['apple', 'blueberry', 'cherry', 'melon']
```

また，「**リスト名.append(追加したい要素)**」を使うと，リストの要素を追加する
ことが，「**リスト名.remove(削除したい要素)**」を使うと，リストの要素を削除する
ことができます．

コード 1-2-9 リストの要素の追加，削除

```
fruits = ['apple', 'blueberry', 'cherry', 'melon']
fruits.append('strawberry')
print(fruits)
fruits.remove('cherry')
print(fruits)
```

```
['apple', 'blueberry', 'cherry', 'melon', 'strawberry']
['apple', 'blueberry', 'melon', 'strawberry']
```

コード1-2-9ではappendでリストの最後に'strawberry'が追加され，removeで
fruitsから'cherry'が削除されています．
さらに**スライス**を使用すると，リストの一部を取得できます．スライスは要素を範
囲で指定する機能です．リスト名に角括弧をつけて範囲を指定します．

コード 1-2-10 リストのスライス

```
fruits = ['apple', 'blueberry', 'cherry', 'melon']
print(fruits[1:3])
print(fruits[:2])
```

```
['blueberry', 'cherry']
['apple', 'blueberry']
```

「fruits[1:3]」を出力すると，「['blueberry', 'cherry']」というリストが表
示されました．スライスで範囲を指定して要素を抜き出したいときは「**リスト名[開始
位置：終了位置：間隔]**」のように記述します．「**開始位置**」はインデックス番号で指
定し，そのインデックス番号以上としたい番号で指定します．「**終了位置**」もインデッ
クス番号で指定しますが，そのインデックス番号未満としたい番号で指定します．開

始位置は「以上」，終了位置は「未満」で指定するルールで，「fruits[1:3]」は「インデックス番号1番以上インデックス番号3番未満（つまり2番まで）」を指定していることになりますので注意してください．3つ目の「**間隔**」を指定しない場合は間隔「1」とみなされ，範囲内の連続したインデックス番号を指定したことになります．

また開始位置と終了位置は，省略すると「先頭から」，もしくは「最後まで」とみなされます．「fruits[:2]」の場合，先頭からインデックス番号2番未満（つまり1番）までなので，インデックス番号0番と1番に相当する「['apple', 'blueberry']」が出力されます（**図6**）．

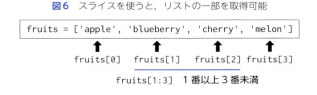

図6 スライスを使うと，リストの一部を取得可能

Pythonでリストを操作する方法は多岐にわたります．リストは可変（mutable）なデータ構造であるため，要素の追加，削除以外にもさまざまな操作が可能です．

5）関数

Pythonの**関数**は，一連の処理をまとめたものです．関数を定義することで，同じコードを何度も書く必要がなくなり，コードの再利用が可能になります．これにより，効率的に見やすいコードを書くことができます．これまで扱ってきた「print()」や「type()」も関数です．このようなPythonにあらかじめ備わっている関数を**組み込み関数**と呼びます．また関数は自作することもできます．例えば，3つの変数a, b, cに数値を与えて，「a + 4 * b + 5 * c」を計算する関数は**コード1-2-11**のように書くことができます．

コード1-2-11 関数の定義

```
def cal(a, b, c):
    return a + 4 * b + 5 * c
```

（出力なし）

関数は「def 関数名(引数1, 引数2, …):」という書式で定義されます．行末にコロン「:」をつけて改行し，次の行以降の字下げ部分に実行したい処理のコードを書きます．この**字下げ**は**インデント**と呼ばれ，Pythonではコードの構造を示すために重要な役割を果たします．**def文**による関数定義や，1章-5で後述する**if文**，**for文**といった複数行のブロックでコードを書く場合，それらの範囲を明示するためにインデントを使います．最初の行末のコロン「:」はブロックの開始を示し，インデントされた範囲がそのブロックの範囲となります．

> **memo** Colabでは，def文やif文，for文の行末を「:」で改行すると，次行は自動的にインデントされます．インデントの実体は，Colabのデフォルトでは半角スペース2つになっています．このスペースを削除するとインデント構造が崩れ，実行エラーになってしまいますので注意しましょう．

関数を一度定義するとプログラム中のどこからでも呼び出して処理内容を実行できます．変数名と同様，関数名もある程度自由に設定できますが，標準的な命名規則では，小文字のみを使用し，複数の単語が含まれる場合はアンダースコア「_」で区切ることが推奨されています．ここでは関数名を「cal」としています．( )の中は関数に与えるデータで，**引数**（ひきすう）と呼びます．引数を設定すると，続いて定義する処理で引数のデータを使用できます．ここでは3つのデータを与えるため，コンマ区切りでa, b, cの3つの引数を設定しています．処理内容は「a + 4 * b + 5 * c」です．ここでの「return」は，関数が処理を実行した結果の値，つまり**戻り値**（もどりち）を返すためのものです．関数を呼び出すと，この「return」に続く値が戻り値として得られます．関数の定義と呼び出しを模式的に示すと**図7**のようになります．

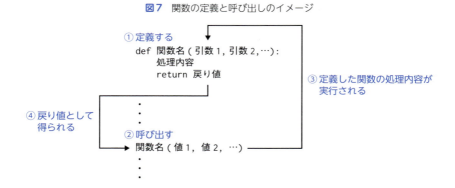

図7 関数の定義と呼び出しのイメージ

では，定義した関数calを使用してみましょう．a，b，cの3つの引数にデータを入れて実行できます．

コード1-2-12 定義した関数calの実行

```
result = cal(1, 2, 3)
print(result)
```

→ 24

「cal(1，2，3)」とすると関数を定義した際の引数の順番と対応してaに1，bに2，cに3が代入されます．1+4*2+5*3=24なので，この計算結果が戻り値となり，変数resultに代入されます．値を出力すると24となっていることが確認できます．

関数ではもっと細かい設定が可能ですが，本書では自作することは基本的になく，すでに用意されている関数を使います．関数はあらかじめ定義されている「データを受け取って複雑な処理をまとめて実行してくれる便利な機能」と覚えてもらえれば大丈夫です．

1-3 演習用データの読み込み

ここからは，冒頭で触れた演習に取り組んでいきたいと思います．まずは演習用データを読み込んでいきます．データは「dwhdata.csv」というcsvファイルとして**演習データDLサイト**（➡p.12参照）からダウンロードできます．0章でも使用したpandasのread_csvを利用して，「データフレーム名 = pd.read_csv('読み込むファイルのpath')」と書くことで，csvファイルを読み込んでデータフレームに変換することができます．**データフレーム**とは，表形式のデータを格納するためのpandasライブラリの主要なデータ形式で，Excelのシートのように，行と列で構成されています．データフレームには，さまざまな種類のデータを扱える柔軟性があり，本書でも何度も扱います．

では，Google DriveのMyDriveにdwhdata.csvをアップロードして**コード1-3-1**を実行しましょう（0章とは違うノートブックを使用する場合や，一度接続が切れた場合は，再度0章の**コード0-7**でGoogle Driveをマウントしてから実行してください）．

コード 1-3-1 csv ファイル（演習用データ）の読み込み

```
import pandas as pd
klist = pd.read_csv(
    '/content/drive/MyDrive/dwhdata.csv', encoding='utf-8')
klist
```

行番号／インデックス（index）　　　　　列名（columns）

	id	tooth name	tooth record	gender	age
0	pt_1	A1	残存歯	男	77
1	pt_1	A2	喪失歯	男	77
2	pt_1	A3	残存歯	男	77
3	pt_1	A4	残存歯	男	77
4	pt_1	A5	残存歯	男	77
...	...	...	...	...	...
53019	pt_1657	D4	喪失歯	女	40
53020	pt_1657	D5	残存歯	女	40
53021	pt_1657	D6	残存歯	女	40
53022	pt_1657	D7	喪失歯	女	40
53023	pt_1657	D8	残存歯	女	40

行数が多い場合，途中は省略されます

53024 rows × 5 columns

　新しくできるデータフレームの名前は klist にしています．pd.read_csv の () 内には Google Drive にアップロードした csv ファイルの path を書きます．**path** は 0 章でも登場したファイルの場所とファイル名を示すものです．Google Drive の MyDrive にアップロードされたファイルを Colab で読み込む場合の path は，「/content/drive/MyDrive/ ファイル名」です．**コード 1-3-1** では，() 内に「, encoding='utf-8'」を追加しています．これは文字コードの種類を指定するものです．用意したファイルと同じ種類の文字コードで読み込まないと文字化けする可能性が高いため，ここでは utf-8 を指定しています．最後にデータフレームに変換した klist を出力し，データフレームに正しく格納できていることを確認しています．

　csv ファイルを読み込んで代入した klist の値を見てみましょう．一番左の 0 から 53023 まで続く数字が行番号（インデックス番号）で，その数が今回のデータの件数に相当します．一番上に表示されている，'id', 'tooth name', 'tooth record', 'gender', 'age' という 5 つの項目が列名（カラム名）で，このファイルに含まれる各列のデータが何であるかを表します．

1-4 データフレームの操作

コード 1-3-1 の出力結果のように，大きなデータの場合，すべての行は出力されず途中が省略されます．全体像を把握するために，データフレームの操作練習をしながらデータフレームの情報を調べてみます．

コード 1-4-1 データフレームの操作（形状，データ数，列名の取得）

```
print(klist.shape)
print(klist.size)
print(klist.columns)
```

```
(53024, 5)
265120
Index(['id', 'tooth name', 'tooth record', 'gender', 'age'], dtype=
'object')
```

「データフレーム名 **.shape**」でデータフレームの形状を取得できます．出力結果は「(53024, 5)」なので53024行5列と分かります．また「データフレーム名 **.size**」でデータ数を取得でき，結果からデータ数が265120個（53024 × 5）であることが分かります．「データフレーム名 **.columns**」で列名を取得でき，結果からこのデータフレームは'id'，'tooth name'，'tooth record'，'gender'，'age' という列名を持っていることが分かります．

次に特定の列と行を抽出してみましょう．行や列の抽出方法はいくつかありますが，**コード 1-4-2** のように「データフレーム名['列名']」で列を抽出する方法が簡便で分かりやすいと思います．

コード 1-4-2 データフレームの操作（特定の列の抽出）

```
print(klist['age'])
```

```
0        77
1        77
2        77
3        77
4        77
         ..
53019    40
53020    40
53021    40
53022    40
53023    40
Name: age, Length: 53024, dtype: int64
```

また,「データフレーム名[抽出したい列名のリスト]」とすると複数の列を抽出して取得できます.**コード 1-4-3** では 'id' 列と 'age' 列を抽出するために ['id', 'age'] というリストの形で指定しています.角括弧「[ ]」が二重になっていますが,外側の角括弧はデータフレームの操作（特定の列の抽出）のためのもの,内側の角括弧は列名のリストのための角括弧です.

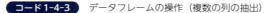

コード1-4-3　データフレームの操作（複数の列の抽出）

```
print(klist[['id', 'age']])
```

```
             id  age
0           pt_1   77
1           pt_1   77
2           pt_1   77
3           pt_1   77
4           pt_1   77
...          ...  ...
53019    pt_1657   40
53020    pt_1657   40
53021    pt_1657   40
53022    pt_1657   40
53023    pt_1657   40

[53024 rows x 2 columns]
```

リストを使うと複数の列を抽出できます

今度は行を抽出します.行は「データフレーム名[範囲]」で抽出できます.この「範囲」は**コード 1-2-10** のリストの**スライス**の書式「開始位置:終了位置」で,インデックス番号で指定します.開始位置番号**以上**,終了位置番号**未満**で指定するので注意してください.例えば**コード 1-4-4** では「[0:1]」とすることでインデックス番号の0番以上1番未満（つまり0番まで）の範囲を指定することとなり,結果としてインデックス番号0の行のみを抽出しています.

コード 1-4-5 では「[3:10]」とすることで3番以上10番未満（つまり9番まで）の範囲を指定することとなり,3番の行から9番の行までを抽出しています.

コード1-4-4　データフレームの操作（特定の行の抽出）

```
print(klist[0:1])
```

```
     id tooth name tooth record gender  age
0  pt_1         A1         残存歯      男   77
```

1-4 データフレームの操作 **47**

コード1-4-5 データフレームの操作（複数の行の抽出）

```
print(klist[3:10])
```

```
      id tooth name tooth record gender  age
3  pt_1        A4         残存歯      男   77
4  pt_1        A5         残存歯      男   77
5  pt_1        A6         残存歯      男   77
6  pt_1        A7         喪失歯      男   77
7  pt_1        A8         残存歯      男   77
8  pt_1        B1         残存歯      男   77
9  pt_1        B2         喪失歯      男   77
```

　行と列を同時に指定するには，位置（location）を表す**loc**を使います．「データフレーム名.loc[行のインデックス番号，'列名']」と書くことで，特定の行と列を指定して値を取得できます．**コード1-4-6**では行のインデックス番号を「3」番，列名を「'tooth name'」と指定し，該当する「A4」が出力されています．

コード1-4-6 データフレームの操作（特定の行と列を指定した値の抽出）

```
print(klist.loc[3, 'tooth name'])
```

```
A4
```

　コード1-4-7，**コード1-4-8**では，いずれも複数の行と列を指定して抽出しています．**コード1-4-7**では行を「4:6」，列を「['tooth name', 'tooth record']」と指定しています．locを使用する際のスライス表記も「開始位置:終了位置」という形式ですが，locではこの範囲が「開始位置以上，終了位置**以下**」となり，終了位置を含むことに注意してください．これは，locに特有のルールであり，通常のスライスで指定する範囲は「開始位置以上，終了位置**未満**」で，終了位置の要素は含まれません．また，リストのスライスと同様に，「開始位置」，「終了位置」を省略すると，それぞれ「最初から」，「最後まで」を意味します．**コード1-4-8**では列の範囲を「:」としているので，最初から最後まですべての列が抽出されます．

コード1-4-7 データフレームの操作（複数の行と列の抽出1）

```
print(klist.loc[4:6, ['tooth name', 'tooth record']])
```

```
  tooth name tooth record
4         A5         残存歯
5         A6         残存歯
6         A7         喪失歯
```

コード1-4-8 データフレームの操作（複数の行と列の抽出2）

```
print(klist.loc[10000:20000, :])
```

```
          id tooth name tooth record gender  age
10000  pt_313         C1        残存歯       男   70
10001  pt_313         C2        残存歯       男   70
10002  pt_313         C3        残存歯       男   70
10003  pt_313         C4        残存歯       男   70
10004  pt_313         C5        残存歯       男   70
...       ...        ...        ...      ...  ...
19996  pt_625         D5        残存歯       男   61
19997  pt_625         D6        残存歯       男   61
19998  pt_625         D7        残存歯       男   61
19999  pt_625         D8        残存歯       男   61
20000  pt_626         A1        残存歯       女   64

[10001 rows x 5 columns]
```

　最後に特定の条件を満たす行を抽出してみましょう．コードの書き方は「データフレーム名［条件式］」です．例として，『'gender'列の値が'男'』の行を抽出してみましょう．まず'gender'列の抽出は**コード1-4-2**と同様に考えると「klist['gender']」です．次に『'gender'列の値が'男'』という**条件式**は，「klist['gender'] == '男'」と書きます．「==」は**比較演算子**と言って，両辺が等しいときに**真**（**True**）という値を，等しくないときに**偽**（**False**）という値を返します．したがって条件式「klist['gender'] == '男'」は，『'gender'列の値が'男'』のとき True に，そうでないとき False になります．その条件式を「データフレーム名［条件式］」内に書くと，条件式が真である行を抽出できるので，「klist[klist['gender'] == '男']」は，「klistの中の，『'gender'列の値が'男'』の条件が真である行を抽出する」ことを意味します．

　条件の指定には「>」，「>=」，「<」，「<=」などの比較演算子も使えます．また等しくないという否定を表す場合は「!=」を使います．

1-5 散布図を作成するためのデータ準備　49

コード1-4-9　データフレームの操作（特定の条件を満たす行の抽出）

```
print(klist[klist['gender'] == '男'])
```

```
           id tooth name tooth record gender   age
0         pt_1          A1            残存歯      男    77
1         pt_1          A2            喪失歯      男    77
2         pt_1          A3            残存歯      男    77
3         pt_1          A4            残存歯      男    77
4         pt_1          A5            残存歯      男    77
...        ...         ...            ...     ...    ...
52891  pt_1653          D4            喪失歯      男    36
52892  pt_1653          D5            残存歯      男    36
52893  pt_1653          D6            残存歯      男    36
52894  pt_1653          D7            残存歯      男    36
52895  pt_1653          D8            残存歯      男    36

[20672 rows x 5 columns]
```

　以上のように，データフレームの操作では，「データフレーム名[ ]」の角括弧の中に文字列を入れると列を抽出でき，整数によるスライスや条件式を入れると行を抽出できます．

1-5　散布図を作成するためのデータ準備

　この章でのゴールは患者の歯の本数と年齢から散布図を作成することです．klistを見て分かるように，このデータフレームには同じ患者について歯ごとに複数行のデータが入っています．まず患者ごとの年齢と歯の本数を集計するため，患者の人数を数えましょう．データフレームklist全体を図8の外枠の四角形として，'id'列の患者IDを見ると，'pt_1'が5回，'pt_111'が3回などと重複していますが，これらをそれぞれ重複のない（ユニークな）1つの値にまとめることを考えます．

図8 重複のない（ユニークな）データをどう抽出するか

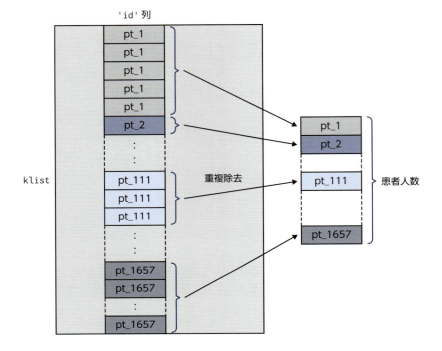

データフレームの列から重複しないユニークな値を抽出するにはpandasのunique()を使って「データフレーム名['列名'].**unique()**」と書きます．また，ユニークな値の数は「データフレーム名['列名'].**nunique()**」で得られます．

コード1-5-1 患者の数を数える

```
print(klist['id'].unique())
print(klist['id'].nunique())
```

```
['pt_1' 'pt_2' 'pt_3' ... 'pt_1655' 'pt_1656' 'pt_1657']
1657
```

unique()を使って抽出したIDは，角括弧[ ]で括られた要素の集まりとして出力されています．この出力結果は正確には1章-2-4で扱ったリストではなく，NumPy（ナムパイ）配列という形式になっているのですが（➡5章p.156参照），ここでは深く考える必要はありません．また，nunique()を使って，'id'列でユニークなIDの数，すなわち患者数は1657人と分かりました．

次に患者ごとの年齢を整理します．患者ごとに同じ処理を行うときなどに便利な機能としてpandasのgroupby()を使います．**groupby()**を使うと，データフレームの列の値ごとにデータをグループ化でき，各グループに対して同じ操作ができるようになります．'id'列の値でグループ化すれば，同じ患者のデータをまとめて処理できます．次に1つのグループ（1人の患者）に対して行う処理を考えます．年齢は'age'列に格納されていますが，演習用に提供したデータセットでは，同じ患者の'age'列の値は同じ年齢にしてあります．ここから1つだけ数値を抽出することは，重複を除く作業と同じなので**コード1-5-1**で使用したunique()を使います．

以上をまとめたコードが**コード1-5-2**です．

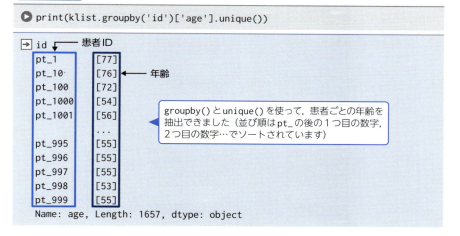

コード1-5-2の「klist.groupby('id')」は，'id'列の値ごとに，つまり患者ごとにデータを**グループ化**します．この操作によって生成された結果はデータフレームのように扱えるので，**コード1-5-1**で使用した「データフレーム名['列名'].unique()」の書式に従って操作できます．具体的には「klist.groupby('id')['age'].unique()」と書くことで，グループごとに'age'列の中からユニークな値を抽出できます．出力結果では各患者IDに対して年齢が「[数値]」の形式で出力されています．

次に患者ごとに歯の本数を集計します．冒頭で説明したように，'tooth name'列にはアルファベットABCDと数字1～8の組み合わせで歯種を示す値が格納されています．また'tooth record'列には'残存歯'か'喪失歯'かどちらかの文字列が入っています．残存歯とは口腔内に存在している歯で，喪失歯とは抜歯などによって欠損している歯です．患者ごとの歯の本数は，全部で32本ある歯種のうち，残存歯の数で求まります．

アプローチの方法はいろいろ考えられますが，ここでは，'tooth record'列の'残存歯'を1，'喪失歯'を0の数値に置き換えて，患者ごとに32行分の'tooth record'列の値（0か1）を合計して本数を求めることにします（図9）.

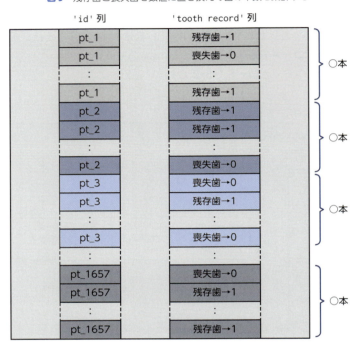

図9 残存歯と喪失歯を数値に置き換えて歯の本数を集計する

'残存歯'および'喪失歯'を1か0の数値に置換する作業から始めます．データフレームの特定の値を置換するには，**コード1-4-6**で紹介した**loc**を使用します．例えばインデックス番号 i 番行の'tooth record'列の値は，「klist.loc[i, 'tooth record']」で抽出でき，'残存歯'もしくは'喪失歯'の文字列として取得できます．その値が'残存歯'なら「klist.loc[i, 'tooth record'] = 1」，'喪失歯'なら「klist.loc[i, 'tooth record'] = 0」とすることで，対応するデータを1か0に置換できます．**コード1-5-3**で，klistのすべての行に対して'tooth record'列のデータを1または0に置換する方法を示します．

1-5 散布図を作成するためのデータ準備　**53**

コード1-5-3　'tooth record'列の'残存歯'を1，'喪失歯'を0に置換する

```
for i in range(53024):
    if klist.loc[i, 'tooth record'] == '残存歯':
        klist.loc[i, 'tooth record'] = 1
    else:
        klist.loc[i, 'tooth record'] = 0
```

→ （出力なし）

　コードを確認しましょう．ここでは if 文と for 文という**制御構文**を使っています．まず if 文から説明します．**if文**は，**条件分岐**のために使用され，その構文は次のとおりです．

```
if 条件式:
    条件式が真（True）の場合のコード
else:
    条件式が偽（False）の場合のコード
```

　このコードでは，「もし条件式が真（True）ならば（条件を満たせば），最初の**インデント（字下げ）**された行を実行し，そうでなければ「**else:**」以下のインデントされた行を実行せよ」と指示できます．
　コード1-5-3では，次のように if 文を使用しています．

```
if klist.loc[i, 'tooth record'] == '残存歯':
    klist.loc[i, 'tooth record'] = 1
else:
    klist.loc[i, 'tooth record'] = 0
```

　1行目の「klist.loc[i, 'tooth record'] == '残存歯'」が条件式です．「if」の次の行は「条件式が真の場合のコード」，「else」の次の行は「条件式が偽の場合のコード」です．いずれの行も，1章-2-5の関数定義と同様にインデントされており，条件に応じて実行すべきコードの範囲が明確になっています．このコードで，「インデックス番号 i 番行の'tooth record'列が'残存歯'であれば1に，そうでなければ（'喪失歯'であれば）0に置換せよ」と指示できます．
　また，**for文**は，**繰り返し処理**のために使用され，その構文は次のとおりです．

```
for 変数 in 連続したデータ:
    繰り返し処理のコード
```

これで「連続したデータから順番に要素を取り出し，それを変数に代入して，繰り返し処理を実行せよ」と指示できます．**コード1-5-3**では，変数は「i」，連続したデータは「range(53024)」で，繰り返し処理はif文による条件分岐処理です．このif文はfor文よりも1段深くインデントされています．繰り返し処理のコードは，このように複数行にもでき，その範囲はインデントで明示します．「**range(開始整数，終了整数)**」は開始整数以上，終了整数未満の連続した整数の数列を返す関数です．開始整数が省略されると0以上とみなされ，「range(53024)」では0から53023までの連続した整数のデータが得られます．このコードで，「0から53023までの各整数「i」に対して，if文の条件分岐処理を繰り返し実行せよ」と指示でき，全行を順に調べて'tooth record'列が'残存歯'であれば1に，'喪失歯'であれば0に置換できます．

　コード1-5-4ではklistの値を出力して'tooth record'列が1または0に置換されていることを確認しています．

コード1-5-4　置換されたklistを確認

▶ klist

	id	tooth name	tooth record	gender	age
0	pt_1	A1	1	男	77
1	pt_1	A2	0	男	77
2	pt_1	A3	1	男	77
3	pt_1	A4	1	男	77
4	pt_1	A5	1	男	77
...	...	...	...	...	...
53019	pt_1657	D4	0	女	40
53020	pt_1657	D5	1	女	40
53021	pt_1657	D6	1	女	40
53022	pt_1657	D7	0	女	40
53023	pt_1657	D8	1	女	40

53024 rows × 5 columns

残存歯が1に，喪失歯が0に置換されました

次に，'tooth record'列の1または0の値を患者ごとに合計して歯の本数を求めます．コード1-5-2と同様，'id'列の患者IDでグループ化したいので「klist.groupby('id')」と書きます．コード1-5-2では'age'列の重複を除くために「klist.groupby('id')['age'].unique()」としていましたが，今度は'tooth record'列の値を合計するために，合計を返す**sum()関数**を使います（コード1-5-5）．

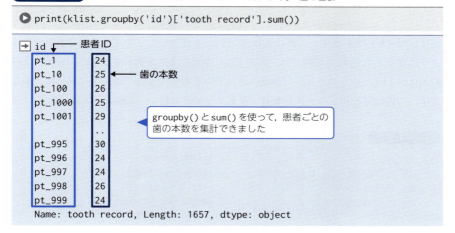

これで患者ごとの年齢と歯の本数が求まり，データの前処理が終わりました．最後に，X軸に年齢，Y軸に歯の本数をとって2つのデータの関係を可視化する**散布図**を作成します．分かりやすいように，コード1-5-2とコード1-5-5で求めた患者ごとの年齢と歯の本数をそれぞれxとyの変数に代入します．

コード1-5-6 患者ごとの年齢を変数xに，歯の本数を変数yに代入

```
x = klist.groupby('id')['age'].unique()
y = klist.groupby('id')['tooth record'].sum()
```

（出力なし）

散布図も含む図やチャートを描画するために，0章でも使用した**Matplotlib**（マットプロットリブ）というライブラリを使用します．これは，さまざまな描画機能を提供しており，コード1-5-7のとおりインポートして使用します．

コード 1-5-7 作図に必要なmatplotlibのインポート

```
import matplotlib.pyplot as plt
!pip install japanize-matplotlib
import japanize_matplotlib
```

```
Collecting japanize-matplotlib
  Downloading japanize-matplotlib-1.1.3.tar.gz (4.1 MB)
    （以下略）
```

　1行目で，matplotlibライブラリの**pyplot**(バイプロット)というモジュールを，pltという略称で**インポート**しています．これにより，「plt」を使用してさまざまな図を描画できるようになります．2行目以降では，グラフに日本語の文字を表示するためにjapanize-matplotlibというパッケージを読み込んでいますが，ここでは詳細な説明は省略します．この設定の後，**コード1-5-8**で年齢xと歯の本数yの散布図を描画します．

コード 1-5-8 散布図の作成

```
plt.figure()                        # 作図領域の作成
plt.title('散布図: 年齢と歯の本数')    # 図のタイトルの設定
plt.xlabel('年齢')                   # X軸のラベル名の設定
plt.ylabel('歯の本数')                # Y軸のラベル名の設定
plt.grid()                          # グリッド線の表示
plt.scatter(x, y)                   # 散布図の作成
plt.show()                          # 出力画面に表示
```

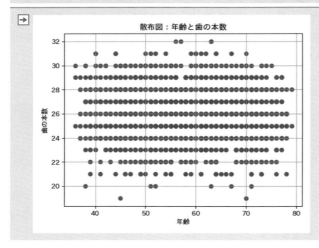

1-5 散布図を作成するためのデータ準備 **57**

「plt.**figure**()」は作図領域を作成するためのコードです．（ ）の中にサイズを指定すると図の大きさなどの設定も可能ですが，省略するとデフォルト設定の大きさで作図されます．2〜4行目は，それぞれ，図のタイトル，X軸のラベル，Y軸のラベルを設定するためのコードで，（ ）の中の文字列が図のそれぞれの場所に表示されます．「plt.**grid**()」はグリッド線の有無を設定するコードで，「plt.**grid**(True)」でグリッド線あり，「plt.**grid**(False)」でグリッド線なしになります．デフォルトはTrueなので，省略するとグリッド線ありで作成されます．「plt.**scatter**(X軸の変数名，Y軸の変数名)」で散布図を作成します．ここでは，**コード1-5-6**で設定した，患者ごとの年齢xと歯の本数yを指定しています．最後に「plt.**show**()」で作成した図を出力しています．

年齢と歯の本数には相関があると予想していたのですが，今回使用したデータでは関係がなさそうという結果になりました．1章ではサンプルデータから散布図を描く演習を通してPythonに触れてもらうことが目的なので，結果の解釈についてはここまでとします．2章以降ではPythonを使って機械学習を実践します．

課題

（解答例はp.12参照）

1 次の算術演算をColabで実行して結果を出力してください．

$(6 + 6) \times 4$

$2343 \div 5$の整数部分と剰余（余り）

2 リスト[a, b, c, d, e]を作成した後に，末尾に要素fを追加して，[a, b, c, d, e, f]を作成してください．

3 リスト[a, b, c, d, e, f]を，スライスを使用して[c, d, e]を抜き出してください．

4 1章で使用したdwhdata.csvをpd.read_csvで読み込んで，'tooth record'が'喪失歯'である行を抽出して出力してください．

5 1章で使用したdwhdata.csvをpd.read_csvで読み込んで，'gender'が'男'であるデータのみを用いて，年齢と歯の本数の関係を散布図で表示してください．

2章

機械学習のしくみを理解しよう
糖尿病と乳がんのデータ

前章では Python の基本的な使い方について学びました．本章では機械学習の簡単な概念，機械学習の種類，実際に機械学習を行う上での構造について解説します．さらに Python のライブラリ scikit-learn（サイキットラーン）に同梱されている，糖尿病のデータセットと乳がんのデータセットを活用して，2つの演習を実践します．

本章のゴール
- 機械学習の概念を理解する
- 機械学習実行の流れを説明できる
- 回帰モデルを構築し実行できる

2-1 機械学習とは

通常，機械は同じ入力に対して常に同じ出力を返します．電気のスイッチを入れると電灯が灯ります．これは学習しない機械の例です．一方，学習する機械では，入力と出力の関係が入出力を繰り返す度に変化していきます．データを入力すると，機械は何らかの結果を出力します．出力された結果はある基準に基づいて評価され，評価に基づいてデータの処理方法が更新されます．再びデータが入力されると，結果の出力と結果の判定，処理方法の更新を繰り返します．

このように，機械が学習するとは入力に対する出力の関係が入出力を繰り返す度に逐次更新されていくことを意味します．つまり**機械学習**（machine learning）とは，入力されたデータから，機械がデータの処理方法を学習し，データのパターンを認識したり何かを予測したりすることです．機械学習には大きく分けて「教師あり機械学習」「教師なし機械学習」の2種類があります．

1）教師あり機械学習

教師あり機械学習とは，データの中にあらかじめ正解となるデータ，すなわち教師データが含まれていて，教師データの持つ情報を学習する方法です．

図1　教師あり機械学習

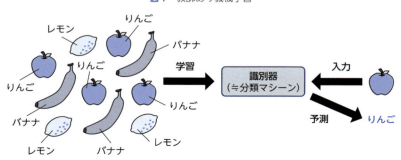

図1の識別器による学習では，りんご，レモン，バナナという正解データと一緒に，その特徴も学習させます．例えば，色という特徴は，りんごは「赤」レモンは「黄」バナナは「黄」，形という特徴は，りんごは「丸い」レモンは「楕円」バナナは「長い」です．このような事物の特徴を表すデータを**特徴量**と呼びます．色や形の特徴量と正解の組み合わせを識別器に学習させると，未知の特徴量を識別器に入れた際に，その果物を予測できるようになります．これが教師あり機械学習で，基本的に**予測**を目的とします．

> **memo** 医療の分野でも教師あり機械学習はよく使われていて，特に画像診断の分野で開発が活発です．例えば，患者の頭部MRA（磁気共鳴血管撮影法）画像データを正解データとして学習し，未知のMRA画像データで脳血管疾患である脳動脈瘤の存在を予測できるアルゴリズムが開発されました[*1]．人間では発見が難しい段階の症例でも検出できる可能性もあり，今後の画像診断技術の発展が期待されています．

教師あり機械学習の手法（識別器を作る方法）は数多く提案されており，予測精度を向上させるために今も活発に研究が続けられています．代表的なものに，回帰，決定木，ランダムフォレスト，サポートベクターマシンなどがあります．

2）教師なし機械学習

教師なし機械学習とは，教師となる「正解」がないデータから，データに潜む分類のパターンを見つけ出すなどの手法です．クラスタリングと呼ばれる手法では，データに潜む分類のパターンを見つけ出してグループ分けを行います．

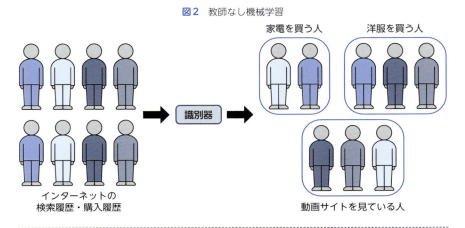

図2　教師なし機械学習

＊1　Ueda D, et al：Deep learning for MR angiography: Automated detection of cerebral aneurysms. Radiology, 290：187-194, 2019

図2では，インターネット上での検索履歴や購入履歴を学習用データとして識別器に入れて，3つの大きな分類を見つけています．この情報は，閲覧者に関連がありそうな商品を機械が自動で提案する広告などに使われています．

---

memo　医療分野の教師なし機械学習の活用事例は，教師あり機械学習ほどは多くありません．心臓の超音波画像の検査データから，患者を似たようなパターンを持つ4つの集団に分類した研究があります．人間では少ないパラメータだけを参照せざるを得ないですが，機械学習では多くのパラメータを参照できるので，今まで気が付けなかったパターンの分類が可能です[*2]．

　医療の分野では教師あり機械学習がよく使われているため，本書では教師あり機械学習を中心に解説します．

2-2　教師あり機械学習の回帰とは

　教師あり機械学習の中でも最もシンプルな「回帰」を，Pythonで実践してみましょう．**回帰**とは，正解データと特徴量データを，回帰式という統計的モデルに当てはめて予測を行う解析方法です．ここで言う統計的モデルとは，大量のデータに内在する構造的な関係を指します．基本的な回帰モデルである線形回帰では，以下のような計算式がモデルとして設定されます．

$$y = \beta_0 + \beta_1 \times x_1 + \beta_2 \times x_2 + \cdots + \beta_n \times x_n$$

　yは正解データで，$x_1 \sim x_n$がn個の特徴量です．β_0は切片で，定数項です．$\beta_1 \sim \beta_n$はそれぞれの特徴量$x_1 \sim x_n$とyの関係を示す値であり，係数（偏回帰係数）と呼ばれます．特徴量に係数を掛けたものを特徴量の数だけ足し合わせ，一定の値を加えたものを正解データとする考え方です．係数や定数項はこの後も出てきますので，少し頭に入れておいてください．なお，特徴量が1つの場合の回帰を**単回帰**と呼び，回帰式は以下のような単純な1次関数（直線）の式となります．

$$y = \beta_0 + \beta_1 \times x_1$$

　このように，あるxとyのデータを直線の回帰式に近似させる方法を，**線形回帰**と呼びます．

[*2]　鍵山暢之：機械学習（machine learning）を用いた新しい循環器診療. 心臓, 52：482-487, 2020

2-3　線形回帰を実践してみよう

それでは，ここからは実際にColabを使って，教師あり機械学習を実践していきます．2章-3では，分かりやすい線形回帰から実践します．

具体的には，糖尿病のデータセットを用いて以下のステップで行います．一つ一つのステップを確認しながら，コードを実行していきましょう．

> **STEP［線形回帰の実践］**
> ⓪ 事前準備
> ① データの用意
> ② 学習モデルの選択
> ③ データを入れて学習
> ④ 傾き（偏回帰係数）と切片（定数項）を推定
> ⑤ 未知の特徴量 x で予測
> ⑥ モデルの評価

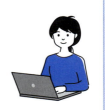

STEP 0　事前準備

まずは，演習データDLサイト（➡ p.12参照）からダウンロードした2章のノートブック（chap2.ipynb）をColabで開き，次のコードを実行します．

コード 2-3-1　利用するライブラリをインポートする

```
!pip install japanize-matplotlib
import numpy as np
import pandas as pd
import matplotlib.pyplot as plt
import japanize_matplotlib
```

```
Collecting japanize-matplotlib
    Downloading japanize-matplotlib-1.1.3.tar.gz (4.1 MB)
    （以下略）
```

「!pip install …」はColabにインストールされていないパッケージを利用するときに使います．今回は日本語で図を書くためのパッケージである「japanize-matplotlib」をインストールします．その後，numpy，pandas，matplotlibのpyplot，japanize_matplotlibを呼び出します．

データの用意

コード 2-3-2　糖尿病のデータセットを読み込む

```
from sklearn.datasets import load_diabetes
dm = load_diabetes(as_frame=True, scaled=False)
```

→ （出力なし）

　scikit-learn（サイキットラーン，Pythonのコード上ではsklearnと書きます）は，Pythonで利用できるデータ分析や機械学習のためのライブラリの一つです．`load_diabetes`はsklearnライブラリに含まれるdatasetsモジュールにある，diabetes（糖尿病）のデータを読み込むための関数です．モジュールに含まれる関数だけを利用できるようにしたいときは，「`from ライブラリ名.モジュール名 import 関数名`」を実行します．

　今回はdmという変数に，「load_diabetes(…)」で読み込んだ糖尿病のデータセットを格納します．load_diabetes関数には，「as_frame=True」と「scaled=False」のとおり，2つの引数をTrue（真）/False（偽）で指定します．「as_frame=」でTrueを指定するとpandasのデータフレーム型で，Falseを指定するとNumPy配列（➡5章p.156参照）でデータが読み込まれます．今回は，データフレーム型の方が扱いやすいため，Trueを指定します．「scaled=」でTrueを指定すると正規化された値で，Falseを指定すると生データの値で読み込まれます．正規化とは，データに対して何らかの計算を行い，すべてのデータを0～1の間の大きさにすることです（➡正規化は5章p.170でも取り上げています）．機械学習では，正規化されている方が予測精度が高くなることが多いのですが，今回は分かりやすさを重視して生データのまま用いるため，Falseを指定します．

　それでは，このデータセットを格納したdmの内容を見ていきましょう．

コード 2-3-3　糖尿病のデータセットの内容を確認（変数dmの型の確認）

```
type(dm)
```

→ `sklearn.utils._bunch.Bunch`
　（以下略）

　読み込んだdmの型を調べるため，「type(変数名)」を実行します．dmに格納した糖尿病のデータセットは，Bunch型というdictionary（辞書）型の一種になっています．辞書型は1章-2-3でも触れたように，

```
dataset = {'key1':'a', 'key2':'b', 'key3':'c', …}
```
等で作成される型です．辞書型は順序づけたキーと値の集まりであり，key1，key2，key3，…がキー，a，b，c，…はそれぞれのキーと紐づいて格納された値です．「データ名．キー」を実行することで，格納したデータの値を呼び出すことができます．

次に，dmのデータ自体を出力し，どのようなデータであるかを確認します．**コード2-3-4**と**コード2-3-5**を順番に実行してみましょう．

コード 2-3-4 糖尿病のデータセットの内容を確認（dmの出力）

▶ dm

```
{'data':        age  sex   bmi      bp     s1     s2    s3     s4      s5
       s6
 0     59.0  2.0  32.1  101.00  157.0   93.2  38.0  4.00  4.8598  87.0
 1     48.0  1.0  21.6   87.00  183.0  103.2  70.0  3.00  3.8918  69.0
 2     72.0  2.0  30.5   93.00  156.0   93.6  41.0  4.00  4.6728  85.0
 ..     ...  ...   ...     ...    ...    ...   ...   ...     ...    ...
 440   36.0  1.0  30.0   95.00  201.0  125.2  42.0  4.79  5.1299  85.0
 441   36.0  1.0  19.6   71.00  250.0  133.2  97.0  3.00  4.5951  92.0

 [442 rows x 10 columns],
 'target': 0      151.0
 1       75.0
 2      141.0
        ...
 440    220.0
 441     57.0
 Name: target, Length: 442, dtype: float64,
 (中略)
 'DESCR': '.. _diabetes_dataset:\n\nDiabetes dataset\n----------------
\n\nTen baseline variables, age, sex, body mass index, average blood\
npressure, and six blood serum measurements were obtained for each of
n =\n442 diabetes patients,
 (中略)
 'feature_names': ['age',
 'sex',
 'bmi',
 'bp',
 's1',
 's2',
 's3',
 's4',
 's5',
 's6'],
 (中略)
}
```

> 長い出力結果ですが，辞書型（Bunch型）の形式で，さまざまなキーとそれに紐づいた値が格納されていることが分かります

コード2-3-3で調べたように，型はBunch型であり，コード2-3-4で調べたように，キーとデータの組み合わせが複数入っています．キーとして，'data'，'target'，'DESCR'，'feature_names'などがあり，キーの後にそれぞれのキーと紐づいたデータが格納されています．以下の部分では，キーが'data'，その後のage列～s6列で0～441行のデータフレーム（442行×10列）が，データ内容として入っています．

```
'data':       age  sex   bmi      bp     s1     s2    s3    s4     s5   s6
0            59.0  2.0  32.1  101.00  157.0   93.2  38.0  4.00  4.8598  87.0
1            48.0  1.0  21.6   87.00  183.0  103.2  70.0  3.00  3.8918  69.0
2            72.0  2.0  30.5   93.00  156.0   93.6  41.0  4.00  4.6728  85.0
..            ...  ...   ...     ...    ...    ...   ...   ...     ...   ...
439          60.0  2.0  24.9   99.67  162.0  106.6  43.0  3.77  4.1271  95.0
440          36.0  1.0  30.0   95.00  201.0  125.2  42.0  4.79  5.1299  85.0
441          36.0  1.0  19.6   71.00  250.0  133.2  97.0  3.00  4.5951  92.0
[442 rows x 10 columns],
```

コード2-3-5 糖尿病のデータセットの内容を確認（dmのキーDESCRの出力）

▶ `print(dm.DESCR)`

```
.. _diabetes_dataset:

Diabetes dataset
----------------

Ten baseline variables, age, sex, body mass index, average blood
pressure, and six blood serum measurements were obtained for each of n =
442 diabetes patients, as well as the response of interest, a
quantitative measure of disease progression one year after baseline.

**Data Set Characteristics:**

  :Number of Instances: 442

  :Number of Attributes: First 10 columns are numeric predictive values

  :Target: Column 11 is a quantitative measure of disease progression one year after baseline

  :Attribute Information:
      - age     age in years
      - sex
      - bmi     body mass index
      - bp      average blood pressure
      - s1      tc, total serum cholesterol
      - s2      ldl, low-density lipoproteins
      - s3      hdl, high-density lipoproteins
      - s4      tch, total cholesterol / HDL
      - s5      ltg, possibly log of serum triglycerides level
      - s6      glu, blood sugar level

                       （以下略）
```

> データセットを格納したdmの後にキーを入力することで，そのキーの詳細が出力されました

dmのキーDESCRには，データセットの詳細な情報が格納されています．「print()」を使うことで見やすい形で出力されます．

「Ten baseline variables …」の段落では，今回用いるdiabetes（糖尿病）のデータセットの説明として，次のとおり書かれています．「442人の糖尿病患者から得られた，ベースライン（基準）時点での10種類の変数（年齢，性別，BMI，平均血圧，および6個の血清測定値）の値と，興味がある変数（正解値のこと）として，ベースライン時点から1年後の糖尿病の進行度を定量的に示した指標」．

また，その下の「**Data Set Characteristics:**」には，データセットの特性が表示されています．補足すると次のとおりです．

- Number of Instances（データの行数）は442人です．
  ※ここでの「Instances」はPythonにおける「クラス」の「インスタンス」とは異なる意味です．
- Number of Attributes（属性の数）は10で，数値型の値です．
- Target（正解の値）は，ベースライン時点から1年後の糖尿病の進行度です．
- Attribute Information（属性の情報）には，10個の属性の内容が記載されています．age（年齢），sex（性別），bmi（体格指数），bp（平均血圧），s1はtc（総血清コレステロール値），s2はldl（LDLコレステロール），s3はhdl（HDLコレステロール），s4はtch（総コレステロール/HDL），s5はltg（log(血清トリグリセミド)），s6はglu（血糖値）です．

ここで糖尿病データでの解析デザインのイメージを図3に示します．ベースライン時点で，特徴量のデータを442人の患者から取得しています．その人たちに対し，ベースライン時点から1年後の糖尿病の進行度を評価しています（研究における測定開始時点をベースラインと呼びます）．したがって機械学習を行うには，特徴量（data）と正解値（target）のデータをそれぞれ準備する必要があります．

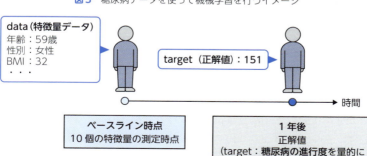

図3　糖尿病データを使って機械学習を行うイメージ

ではまず，データセットを格納したdmから正解値を取り出して内容を確認していきましょう．

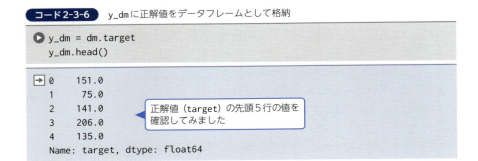

y_dmという新しい変数に，dmのtargetキーで格納されているデータ値を格納します．y_dmの内容を調べるため，「データ名.head()」で先頭5行の数値を出力させます．最初のインデックス0番の人のtargetの値は151.0であり，2人目のインデックス1番の人は75.0であることが分かります（Pythonでは1個目のデータが「インデックス0番」で特定されることに注意しましょう）．

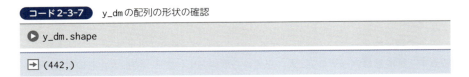

「データ名.shape」でデータの配列の形状を確認できます．y_dmは442個の1次元配列（ベクトル）であることが分かります．

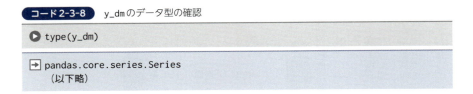

「type(データ名)」で，データの型を確認すると，y_dmは，pandasのSeries型であることが分かります．Series型はpandasの1次元配列のことです．中間の「.core.series」は，pandasライブラリ内でSeriesが定義されている場所を表すものですが，今は気にしないでください．

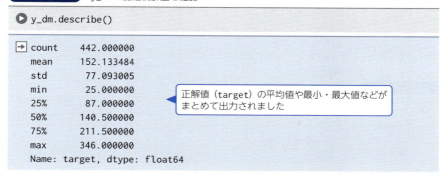

y_dmはpandasのSeries型なので，pandasの関数である「describe()」を使うことで，データの各列の記述統計量（平均値や最小・最大値等）を出力できます．今回のtargetは「1年後の糖尿病の進行度を量的に表したもの」であり，内容がはっきりとは分からない値ですが，記述統計量を見ることで，targetの値の平均値が約152，最小値は25，最大値は346をとる連続変数であることが分かります．この値が大きいほど，1年後の糖尿病が悪化していることを示しています．

続いて，dmから特徴量を取り出して内容を確認していきましょう．

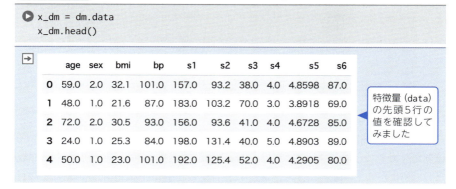

dmにdataキーで格納されている値を呼び出して，新しい変数x_dmに格納します．コード2-3-6のy_dmと同様に，「データ名.head()」で最初の5行を出力してみると，age〜s6の10個の特徴量で構成されるデータであることが分かります．

コード 2-3-11 x_dmの配列の形状の確認

```
x_dm.shape
```

```
(442, 10)
```

コード 2-3-12 x_dmのデータ型の確認

```
type(x_dm)
```

```
pandas.core.frame.DataFrame
（以下略）
```

　y_dmと同様に，x_dmについても，「データ名.shape」で配列の形状を確認すると，442行×10列の2次元配列（行列）であることが分かります．また，x_dmの型はpandasのDataFrame型であることが分かります．中間の「.core.frame」は，先ほどと同様，pandasライブラリ内のDataFrameが定義されている場所を表すものですが，今は気にしないでください．

コード 2-3-13 x_dmの記述統計量を確認

```
x_dm.describe()
```

	age	sex	bmi	bp	s1	s2	s3	s4	s5	s6
count	442.000000	442.000000	442.000000	442.000000	442.000000	442.000000	442.000000	442.000000	442.000000	442.000000
mean	48.518100	1.468326	26.375792	94.647014	189.140271	115.439140	49.788462	4.070249	4.641411	91.260181
std	13.109028	0.499561	4.418122	13.831283	34.608052	30.413081	12.934202	1.290450	0.522391	11.496335
min	19.000000	1.000000	18.000000	62.000000	97.000000	41.600000	22.000000	2.000000	3.258100	58.000000
25%	38.250000	1.000000	23.200000	84.000000	164.250000	96.050000	40.250000	3.000000	4.276700	83.250000
50%	50.000000	1.000000	25.700000	93.000000	186.000000	113.000000	48.000000	4.000000	4.620050	91.000000
75%	59.000000	2.000000	29.275000	105.000000	209.750000	134.500000	57.750000	5.000000	4.997200	98.000000
max	79.000000	2.000000	42.200000	133.000000	301.000000	242.400000	99.000000	9.090000	6.107000	124.000000

　正解値と同様に「データ名.describe()」で，各特徴量の平均値，最大値，最小値を確認できます．countは標本数ですが，442人分なのですべての変数で同じ442.000000という値になっています．age（年齢）に注目するとmean（平均値）は48.5歳，min（最小値）は19歳，max（最大値）は79歳になっています．sex（性別）は二値（1が男性，2が女性）のデータなので，平均値には意味がありません．bmiの平均値は26.4ですが，一般的にBMIが25以上で肥満と判定されるため，<u>全体的にはBMIが高めな集団ということが分かります</u>．このように記述統計量を確認することで，今回解析に用いる糖尿病データの概要を把握できます．

　では次に，このBMIに着目して次のコードを実行してみましょう．

2-3 線形回帰を実践してみよう　71

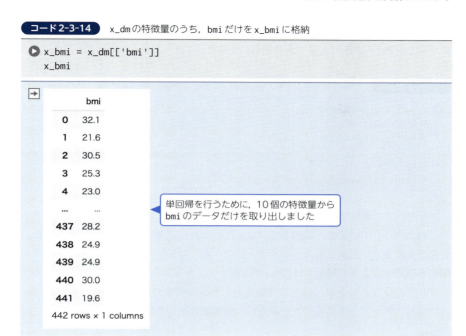

コード2-3-14　x_dmの特徴量のうち，bmiだけをx_bmiに格納

```
x_bmi = x_dm[['bmi']]
x_bmi
```

単回帰を行うために，10個の特徴量から
bmiのデータだけを取り出しました

　最初の解析では，理解しやすいように単回帰を行います．そこで，10個の特徴量か
らbmiだけを選択し，x_bmiに格納します．データフレームから指定の列を取り出すに
は「データフレーム名[['列名']]」を使います．二重の角括弧「[[ ]]」にしている
のは2次元配列のDataFrame型にするためです．実際に，x_bmiの配列の形状とデー
タ型を確認してみましょう．

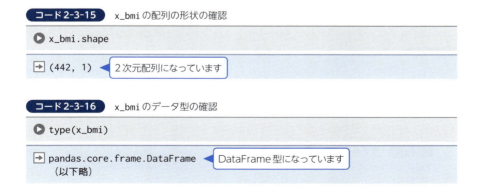

コード2-3-15　x_bmiの配列の形状の確認

```
x_bmi.shape
```

```
(442, 1)
```
2次元配列になっています

コード2-3-16　x_bmiのデータ型の確認

```
type(x_bmi)
```

```
pandas.core.frame.DataFrame
（以下略）
```
DataFrame型になっています

なお，**コード2-3-17**のようにデータフレームから指定の列を取り出すときに，「データフレーム名['列名']」と一重角括弧にすると，1次元配列のSeries型になります．

コード2-3-17 x_dmの特徴量のうち，bmiだけをx_bmi1に格納（一重角括弧にした場合）

```
x_bmi1 = x_dm['bmi']
print(x_bmi1.shape)
print(type(x_bmi1))
```

```
(442,)
<class 'pandas.core.series.Series'>
```
← 1次元配列のSeries型になりました（x_bmi1は以降では用いません）

回帰モデルで機械学習を行うとき，学習に使う特徴量と正解値のデータ配列はあらかじめ決められています．特徴量の型は2次元配列，正解値の型は1次元配列である必要があります．配列を間違うとエラーになり実行できないので，作成したデータの配列を確認するように気をつけましょう．

少し長くなりましたが，以上で特徴量と正解値の学習用データが準備できました．続いてのステップで学習モデルを選択し，機械学習をさせていきます．

STEP 2 学習モデルの選択

コード2-3-18 線形回帰を学習モデルとして選択する

```
from sklearn.linear_model import LinearRegression
model_bmi = LinearRegression()
```

（出力なし）

sklearnライブラリのlinear_modelモジュールから，LinearRegression関数（**線形回帰関数**）をインポートします．「モデル名 = LinearRegression()」として，「モデル名」の変数に「LinearRegression()」を代入することで，LinearRegressionのさまざまな機能を使うことができるようになります．ここではLinearRegressionを用いてmodel_bmiを作成しています．

Tips　モデル名のつけ方

今回はモデル名に「model_bmi」という名前をつけましたが，モデル名はどのようにつけても問題ありません．ただし，model1, model2, …のような，数字を加えただけの名前で複数のモデルを作成すると，どのモデルに何を入れたか分からなくなりますので，内容がある程度分かるように名前をつけることを推奨します．

STEP 3 データを入れて学習

コード 2-3-19 線形回帰にデータを指定して学習させる

```
model_bmi.fit(x_bmi, y_dm)
```

▼LinearRegression
LinearRegression()

線形回帰で学習が終了すると、左のように表示されます

「モデル名.fit(特徴量x，正解値y)」とすることで，指定した特徴量と正解値で機械学習させることができます．今回はx_bmiとy_dmで学習させます．Pythonでは，この短いコードを書くだけで，学習があっと言う間に終わります．これで442人の糖尿病患者のBMI値（特徴量）と糖尿病進行度（正解値）を学習させることができました．

STEP 4 傾き（偏回帰係数）と切片（定数項）を推定

コード 2-3-20 学習したモデルの偏回帰係数と定数項を出力する

```
print(model_bmi.coef_)
print(model_bmi.intercept_)
```

```
[10.23312787]
-117.77336656656527
```

「モデル名.coef_」と「モデル名.intercept_」で，回帰直線の傾き（偏回帰係数）と切片（定数項）が求まります．今回の線形回帰モデルは特徴量が1個なので回帰式は「$y = \beta_0 + \beta_1 \times x_1$」という形の「$y = -117.77 + (10.23 \times bmi)$」となります．BMIの値が大きいほど$y$（糖尿病進行度）が大きいという正の相関関係になっています．

STEP 5　未知の特徴量 x で予測

それでは，作成したモデルを使って，未知の特徴量 x から予測値 y（正解値の推定値）を求めてみましょう．

コード 2-3-21　BMIが20の値をデータフレームとして格納

```
pre = pd.DataFrame([[20]], columns=['bmi'])
print(pre)
print(pre.shape)
print(type(pre))
```

```
   bmi
0   20
(1, 1)
<class 'pandas.core.frame.DataFrame'>
```

> 未知の特徴量として，BMIが20の値を準備しました

preという1行1列のデータフレーム型のデータを作成し，列名を「bmi」，値を20にします．**コード2-3-14**（→p.71参照）でも説明したように，線形回帰モデル「LinearRegression()」では，特徴量 x は2次元配列である必要があるため，「[[]]」のように二重角括弧を使ってDataFrame型にします．preの形状，型は「(1, 1)」のとおり1行1列の2次元配列であり，pandasのDataFrame型になっていることが確認できました．

コード 2-3-22　BMIが20の場合の糖尿病進行度を予測

```
print(model_bmi.predict(pre))
```

```
[86.88919084]
```

「モデル名.predict(特徴量x)」で予測値 y の値を推定できます．preに入れた特徴量 x から予測値 y を求めると，$y = 86.88919084$ という数値が得られました．model_bmiというモデルは，「$y = -117.77 + (10.23 \times bmi)$」という式でしたので，$bmi = 20$ を代入すると $y \fallingdotseq 86.9$ と計算されます．**コード2-3-9**で y（糖尿病進行度）の平均値が約152でしたので，BMI 20では進行度が平均より小さいと予測されたことも分かります．このように，機械学習をさせることで未知の特徴量 x から y の値を「予測」することができます．

今回作成したモデル（442人分のデータと回帰直線）を視覚化してみましょう．次の**コード2-3-23**を実行してみます．

コード2-3-23　線形回帰線を描出

```
plt.scatter(x_bmi, y_dm, color='black')
plt.plot(x_bmi, model_bmi.predict(x_bmi))
plt.show()
```

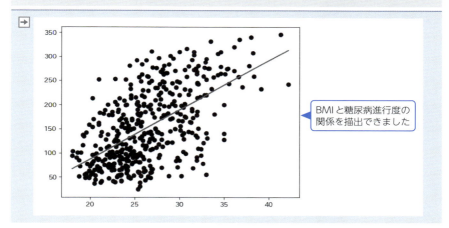

BMIと糖尿病進行度の関係を描出できました

「`plt.scatter(x軸の変数名, y軸の変数名)`」で，実測のxとyの散布図を描きます．x軸に「`x_bmi`」を，y軸に実測値（正解値）「`y_dm`」を，「`color=色`」で点の色「`'black'`」を指定しています．何も指定しないと青になります．

次に，実測の値から求めた線形回帰モデルの直線を描きます．線形回帰の式は**コード2-3-20**で求めたとおり，「$y = -117.77 + (10.23 \times bmi)$」です．そのため，$y$軸には実測値（正解値）ではなく，線形回帰で予測した予測値yを指定します．この予測値yは「`model_bmi.predict(x_bmi)`」で求められます．

図にはタイトルと，x軸とy軸のラベルを指定すると，図だけで何を示しているのかはっきりと分かります．次の**コード2-3-24**を実行してみましょう．

コード2-3-24　線形回帰線を描出（タイトルや軸名をつける）

```
plt.figure()
plt.title('BMIと1年後の糖尿病の進行度')
plt.xlabel('BMI')
plt.ylabel('糖尿病進行度')
plt.scatter(x_bmi, y_dm, color='black')
plt.plot(x_bmi, model_bmi.predict(x_bmi))
plt.show()
```

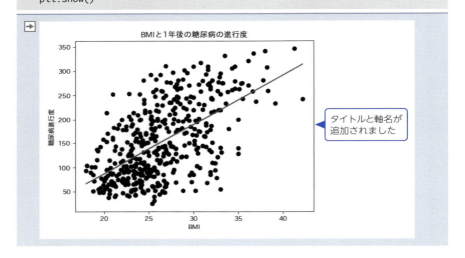

タイトルと軸名が追加されました

　先頭の「plt.figure()」は図を作成する関数で図のサイズや背景色を指定することもできます．最後の「plt.show()」は図を表示する関数です．Colabの場合はどちらも省略しても図を表示できますが，複数の図を並べて表示したり，複雑なグラフを描く際には必要になります．

STEP 6 モデルの評価

コード2-3-25　モデルの性能評価を行う

```
print(model_bmi.score(x_bmi, y_dm))
```

```
0.3439237602253802
```

　最後にモデルの性能を**予測精度**で評価します．予測精度は実測データと予測値との一致率を意味します．機械学習では，予測精度が高い方が望ましいとされます．「モデル名.score()」でR^2（決定係数）を確認できます．**決定係数**とは，yの実測値「y_ dm」と，モデルで予測したyの予測値「model_bmi.predict(x_bmi)」との相関係数を，2乗した値のことです．決定係数は0～1の間の値をとり，1に近いほどyの実測値と予測値が一致している，つまりきちんと予測できていることを示しています．

今回のモデルの決定係数は0.34で，予測精度はあまり高くありませんでした．bmiだけでは，1年後の糖尿病の進行度を高い精度では予測できないようです．特徴量が1つだけでは当然で，一般に複数の特徴量を入れると予測精度を向上させることができます．

では実際に特徴量を1個だけ使った単回帰ではなく，10個すべて使った別の線形回帰モデルを作成してみましょう．複数の特徴量で回帰することを**重回帰**と呼びます．

コード2-3-26 10個の特徴量での線形回帰（学習モデルの選択と学習）

```
model_dm10 = LinearRegression()
model_dm10.fit(x_dm, y_dm)
```

→
```
▼ LinearRegression
LinearRegression()
```

ここで，本節の冒頭に載せた機械学習の各ステップを再掲します．

STEP ［線形回帰の実践］
- ⓪ 事前準備
- ① データの用意
- ② 学習モデルの選択
- ③ データを入れて学習
- ④ 傾き（偏回帰係数）と切片（定数項）を推定
- ⑤ 未知の特徴量xで予測
- ⑥ モデルの評価

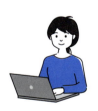

すでにSTEP0～1は終わっているため，STEP2～6を複数の特徴量を用いたものに変更します．STEP2では「model_dm10」という新たな変数に線形回帰モデルを設定します．ここでも単回帰のときと同じ「LinearRegression()」を使います．学習に使うデータを複数の特徴量にすると重回帰を行ってくれるので，STEP3では，bmi列だけ取り出した「x_bmi」の元データでありdmの10個の特徴量を格納している「x_dm」（➡**コード2-3-10**参照）と，「y_dm」でモデルの学習を行います．

コード 2-3-27 10個の特徴量での線形回帰（偏回帰係数と定数項の出力）

```
print(model_dm10.coef_)
print(model_dm10.intercept_)
```

```
[-3.63612242e-02 -2.28596481e+01  5.60296209e+00  1.11680799e+00
 -1.08999633e+00  7.46450456e-01  3.72004715e-01  6.53383194e+00
  6.84831250e+01  2.80116989e-01]
-334.5671385187877
```

STEP4の傾きと切片は**コード2-3-27**で確認します．「モデル名.coef_」を「print()」で出力すると，10個の特徴量それぞれの係数が出力されます．上記の結果から，「model_dm10」の回帰式は以下のとおりになります．

$$y = -334.57 + (-0.036 \times Age) + (-22.85 \times Sex)$$
$$+ (5.60 \times BMI) + (1.12 \times BP) + (-1.09 \times TC)$$
$$+ (0.75 \times LDL) + (0.37 \times HDL) + (6.53 \times TCH)$$
$$+ (68.5 \times LTG) + (0.28 \times GLU)$$

出力結果で最初の特徴量「Age」の係数は「-3.63612242e-02」と書かれていますが，「e-02」は「$\times 10^{-2}$」のことなので，回帰線の式の中では「$(-0.036 \times Age)$」となっています．他の係数も同様です．

コード 2-3-28 10個の特徴量での線形回帰（モデルの性能評価）

```
print(model_dm10.score(x_dm, y_dm))
```

```
0.5177484222203498
```

今回はSTEP5を飛ばし，STEP6のモデルの評価を行ってみると，決定係数は0.52となり，bmiだけで予測したときの0.34より向上しています．1個だけの特徴量よりも複数の特徴量で予測する方が予測精度が向上することが多いのですが，闇雲に得られる変数をすべて入れればよいというわけでもありません．

回帰の場合は，特徴量同士の関連が強すぎた（似すぎている）場合，モデルが収束せず，係数を求められずにエラーで終わることもあります．特徴量間の強い相関性を**多重共線性**と言います．多重共線性が生じると似た特徴量が複数存在することになり，どちらにどの程度回帰係数を割り当てたらよいのかよく分からなくなるため，計算結果が不安定になるのです．実際は特徴量間の相関を確かめながら，予測精度が高くなるように特徴量を選択します．

2-4 学習用データと検証用データの分割

　ここまでは，得られたデータをすべて使って学習させ，予測させました．しかし，この方法では，**過学習**（overfitting）という重大な問題が生じている可能性があります．過学習とは，学習に使われたデータに過剰に合うモデルになっており，学習用データに対しては高い正解率を出せるが，未知のデータに対する予測精度が低下してしまう現象です．

　例えば，5人の年齢と永久歯の本数の散布図で，5個の点がほぼ直線上にあると，決定係数 R^2 は 0.99 などと非常に高い数値になります（図4）．

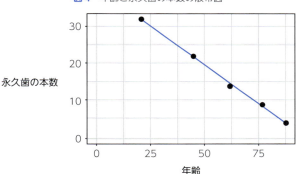

図4　年齢と永久歯の本数の散布図

　ただ，すべての人の年齢と永久歯の本数がこの直線上にあるとは考えられません．別の5人のデータを集めると，図5のように直線から離れてばらけるのが自然です．

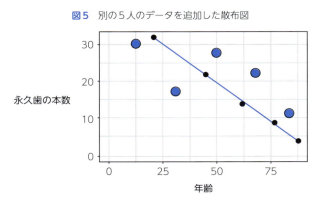

図5　別の5人のデータを追加した散布図

学習させた5人のデータに対する決定係数は0.99と非常に高くても，追加した5人に対する決定係数は高くなりません．このようなとき，過学習を起こしていると言います．

　既知のデータを予測できるだけでは機械学習の意味はありません．未知のデータを高い精度で予測できるかどうか検証することも必要です．そのため，既知のデータ（学習用データ）とは別に，未知のデータ（検証用データ）を用意する必要があります．代表的な方法としてホールドアウト法とクロスバリデーション法がありますが，今回は一番簡単なホールドアウト法を行います．

　ホールドアウト法は新たにデータを用意するのではなく，全データを学習用と検証用に分割する方法です．一般的には70〜80%を学習用データ，20〜30%を検証用データとして分割するのがよいとされています．

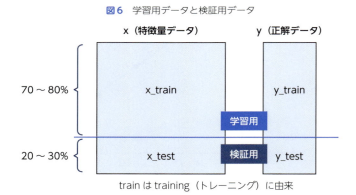

図6　学習用データと検証用データ

図6のように，特徴量データと正解データを分割して

- x_train：学習用の特徴量データ
- x_test ：検証用の特徴量データ
- y_train：学習用の正解データ
- y_test ：検証用の正解データ

の4つのデータを作成します．ここであらためて，学習用と検証用のデータ分割を含めた機械学習の全体の流れを図7にまとめます．

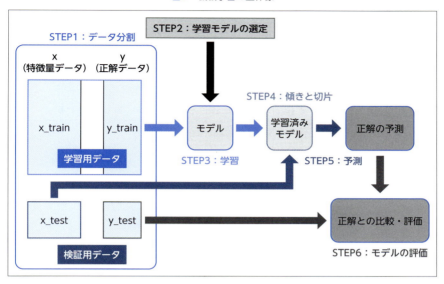

図7　機械学習の全体像

それでは，図7に沿って検証用データも用意した機械学習を実践してみましょう．

コード2-4-1　学習用データと検証用データに分割

```
from sklearn.model_selection import train_test_split
x_train, x_test, y_train, y_test = train_test_split(
    x_dm, y_dm, test_size=0.3, random_state=0)
```

（出力なし）

scikit-learnライブラリのmodel_selectionモジュールに含まれているtrain_test_split関数により，簡単にデータを学習用と検証用に分割できます．引数の「test_size=比率」で，データ全体に対する検証用データの比率を指定できます．今回は「test_size=0.3」で，30%が検証用データ，70%が学習用データとなるように分割します．また引数の「random_state=整数」で，乱数のシード値を指定できます．乱数のシード値として固定した値（今回は0）を与えることで，毎回同じ乱数を発生できるようになります（➡乱数のシード値については5章p.174も参照）．

> **注意！** train_test_split関数は，データを分割する前にデータの行の順番をランダムに変更しますが，random_stateを指定しないと，train_test_splitを実行する度に異なる学習用データと検証用データができ，本書に掲載している結果と読者が実行して得られる結果が異なってしまいます．両者を一致させるため，random_state=0を指定します．ただし，実行環境の違いにより結果が異なる場合もあります．

コード2-4-2 学習用データ（x_trainとy_train）を用いてmodel_dmで学習させる

```
from sklearn.linear_model import LinearRegression
model_dm = LinearRegression()
model_dm.fit(x_train, y_train)
```

```
▼ LinearRegression
LinearRegression()
```

コード2-4-3 検証用データ（x_test）を用いて，学習済みモデルで予測する

```
print(model_dm.predict(x_test)) # x_testから予測した予測値yを出力
print(np.array(y_test))         # 実際の正解値y_testを出力
```

```
[239.67646226 250.52785246 164.85108003 120.27660503 181.73443919
 262.21130761 112.23506474 191.94794432 151.49899378 236.97230238
```
（中略）
```
[321. 215. 127.  64. 175. 275. 179. 232. 142.  99. 252. 174. 129.  74.
 264.  49.  86.  75. 101. 155. 170. 276. 110. 136.  68. 128. 103.  93.
```
（以下略）

　学習用データで学習させたモデル「model_dm」を使って，検証用データ「x_test」から予測した予測値yを出すには，「モデル名.predict(x_test)」を用います．比較のために実際の値「y_test」も出力していますが，ここでは出力の形を合わせるためにprint(y_test)ではなくprint(np.array(y_test))としています（➡ np.array()はNumPy配列へ変換する関数です．NumPy配列については5章 p.157 **表1**で触れますが，ここでは出力の形を整えるための変換と考えてください）．1個目の予測値は239.…ですが，実際の値「y_test」は321でかなり異なっています．一方，5つ目の予測値181.…に対し，実際の値は175と近い値です．モデルの精度が良ければ実際の値に近い予測値が，良くなければかなり異なる予測値が出やすくなります．

　最後に，今回のモデルの精度を確認しましょう．

2-5 ロジスティック回帰を実践してみよう　**83**

コード2-4-4 ホールドアウト法で学習用データと検証用データに分けた場合のモデルの性能評価

```
print(model_dm.score(x_test, y_test))
```

```
0.39289927216962883
```

　x_trainとy_trainで学習させたモデル「model_dm」を，x_testとy_testで検証したところ，決定係数は0.39と低めな値となりました．**コード2-3-28**で，全データで学習させたモデルの決定係数は0.52でした．同じ特徴量で同じ機械学習のモデルで学習させているにもかかわらず，一部を取り出して未知のデータで評価すると精度が下がったことから，全データで学習させたモデルでは過学習があった可能性が考えられます．このように，検証用データを準備することで，学習したモデルが未知のデータに対してどのくらいの予測精度を発揮するかを評価できます．

2-5 ロジスティック回帰を実践してみよう

　0か1かのように2つの値しかない変数を**二値変数**（バイナリ変数）と言います．正解値が二値変数の場合は，ロジスティック回帰という方法で予測します．この予測を**二値分類**と呼びます．正解値が0か1の二値をとるのに対して，特徴量は連続値であることが多いため，データを散布図上で直線にうまく当てはめることができません．そこで，ロジスティック回帰では，直線ではなく滑らかなS字の曲線を描く，ロジスティック関数（シグモイド関数➡4章p.132参照）という少し複雑な数式の関数を当てはめて回帰を行います（➡p.95 COLUMN参照）．

　年齢と歯周病の有無のデータで考えましょう（**表1**）．歯周病の有無は1が「あり」，0が「なし」です．この関係をロジスティック関数に当てはめると**図8**が描出できます．ロジスティック関数の値は，0から1の間の確率とみなすことができ，その確率を用いて正解値を予測できます．

表1 年齢と歯周病の有無

被験者	年齢	歯周病の有無 （1：あり，0：なし）
1	35	1
2	21	0
3	45	1
4	58	1
5	77	1

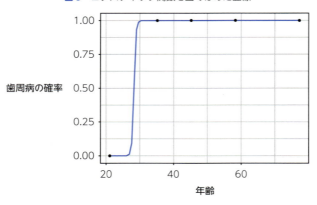

図8 ロジスティック関数を当てはめた曲線

　ロジスティック回帰でも，基本的に線形回帰と同じ流れで学習と予測を行います．今回は全データを最初から学習用データと検証用データに分割して，ロジスティック回帰を行います．全体の流れは以下のとおりです．

STEP［ロジスティック回帰の実践］

⓪ 事前準備
① データの用意
② 学習モデルの選択
③ 学習用データを用いて学習
④ 傾き（偏回帰係数）と切片（定数項）を推定
⑤ 新しい変数で予測
⑥ モデルの評価

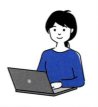

 事前準備

コード 2-5-1 利用するライブラリをインポートする

```python
import numpy as np
import pandas as pd
```

（出力なし）

データの用意

> コード2-5-2　乳がんのデータセットを読み込む

```
from sklearn.datasets import load_breast_cancer
bc = load_breast_cancer(as_frame=True)
bc
```

```
{'data':      mean radius  mean texture  mean perimeter  mean area  mean smoothness  \
0              17.99         10.38          122.80     1001.0          0.11840
1              20.57         17.77          132.90     1326.0          0.08474
2              19.69         21.25          130.00     1203.0          0.10960
3              11.42         20.38           77.58      386.1          0.14250
4              20.29         14.34          135.10     1297.0          0.10030
..               ...           ...             ...        ...              ...
564            21.56         22.39          142.00     1479.0          0.11100
565            20.13         28.25          131.20     1261.0          0.09780
566            16.60         28.08          108.30      858.1          0.08455
567            20.60         29.33          140.10     1265.0          0.11780
568             7.76         24.54           47.92      181.0          0.05263

     mean compactness  mean concavity  mean concave points  mean symmetry  \
0             0.27760         0.30010              0.14710         0.2419
1             0.07864         0.08690              0.07017         0.1812
2             0.15990         0.19740              0.12790         0.2069
3             0.28390         0.24140              0.10520         0.2597
4             0.13280         0.19800              0.10430         0.1809
..                ...             ...                  ...            ...
564           0.11590         0.24390              0.13890         0.1726
565           0.10340         0.14400              0.09791         0.1752
566           0.10230         0.09251              0.05302         0.1590
567           0.27700         0.35140              0.15200         0.2397
568           0.04362         0.00000              0.00000         0.1587

                              （中略）

[569 rows x 30 columns],
 'target': 0      0
1      0
2      0
3      0
4      0
      ..
564    0
565    0
566    0
567    0
568    1
Name: target, Length: 569, dtype: int64,
```

（以下略）

> 糖尿病のデータセットと同様，辞書型の形式で，さまざまなキーとそれに紐づいた値が格納されていることが分かります

　今回は乳がん（breast cancer）のデータセットを用います．このデータセットには腫瘍細胞の周囲長や面積などの特徴量と，その腫瘍が悪性「0」か良性「1」かが記録されています．正解値が1か0の二値となっているので，ロジスティック回帰を行います．

　まずは糖尿病のデータセットと同様に，sklearnライブラリのdatasetsモジュールからload_breast_cancer関数をインポートします．「load_breast_cancer(…)」の引数は「as_frame=True」としてデータフレーム型で読み込みます．load_breast_ cancer関数には正規化のオプションがないため，引数「scaled=」は不要で，「as_frame=」だけを指定します．

次に，このデータセットの型やキーを確認してみましょう．

コード2-5-3 乳がんのデータセットの内容を確認（変数bcの型の確認）

```
type(bc)
```

```
sklearn.utils._bunch.Bunch
（以下略）
```

乳がんデータは糖尿病データと同様にBunch型です．

コード2-5-4 乳がんのデータセットの内容を確認（bcのキーDESCRの出力）

```
print(bc.DESCR)
```

```
.. _breast_cancer_dataset:
Breast cancer wisconsin (diagnostic) dataset
--------------------------------------------
**Data Set Characteristics:**
    :Number of Instances: 569
    :Number of Attributes: 30 numeric, predictive attributes and the
    class
    :Attribute Information:
        - radius (mean of distances from center to points on the
          perimeter)
        - texture (standard deviation of gray-scale values)
        - perimeter
        - area
        - smoothness (local variation in radius lengths)
        - compactness (perimeter^2 / area - 1.0)
        - concavity (severity of concave portions of the contour)
        - concave points (number of concave portions of the contour)
        - symmetry
        - fractal dimension ("coastline approximation" - 1)

        The mean, standard error, and "worst" or largest (mean of the
        three worst/largest values) of these features were computed for
        each image, resulting in 30 features.  For instance, field 0 is
        Mean Radius, field 10 is Radius SE, field 20 is Worst Radius.

        - class:
                - WDBC-Malignant
                - WDBC-Benign
```

> データの数や特徴量の情報を読み取れます

```
:Summary Statistics:
================================== ====== ======
                                    Min    Max
================================== ====== ======
radius (mean):                     6.981  28.11
texture (mean):                    9.71   39.28
perimeter (mean):                  43.79  188.5
  (中略)
symmetry (worst):                  0.156  0.664
fractal dimension (worst):         0.055  0.208
================================== ====== ======

:Missing Attribute Values: None
:Class Distribution: 212 - Malignant, 357 - Benign
:Creator:  Dr. William H. Wolberg, W. Nick Street, Olvi L.
 Mangasarian
:Donor: Nick Street
:Date: November, 1995

This is a copy of UCI ML Breast Cancer Wisconsin (Diagnostic) datasets.
https://goo.gl/U2Uwz2

Features are computed from a digitized image of a fine needle aspirate
(FNA) of a breast mass.  They describe characteristics of the cell
nuclei present in the image.
 (以下略)
```

コード2-5-4のとおり，「bc.DESCR」キーに格納されている乳がんのデータセットの説明を「print()」で出力させます．

最後の方の「This is a copy …」以降によると，このデータはUCI（カリフォルニア大学アーバイン校）のML（機械学習）用に提供されているアメリカのウィスコンシン州のBreast Cancer（乳がん）診断データセットです．データは1995年11月のものであり，特徴量は乳房腫瘤の穿刺吸引（FNA）のデジタル化画像から計算したものです．穿刺吸引とは，腫瘍に細い針を刺して細胞を回収し，組織診を行うことです．

569個の腫瘍から吸引した腫瘍細胞の，radius（半径），texture（グレースケール値の標準偏差），perimeter（周囲長），area（面積），smoothness（滑らかさ），compactness（コンパクト度），concavity（輪郭の凹部），concave points（凹部の数），symmetry（対称性），fractal dimension（フラクタル次元の数値）といった，腫瘍細胞の大きさや形状・性状に関連する10種類の値を計測し，それぞれ「平均値」「標準誤差」「最大値」を求めて，計30個の特徴量として提供されています．正解値は，腫瘍が良性（Benign）か悪性（Malignant）のどちらであるかです．悪性が212人，良性が357人

となっています．悪性ではなく良性に正解値「1」が入力されているので，注意してください．

乳がんのデータセットを用いてロジスティック回帰分析を行うイメージは図9のとおりです．糖尿病の場合と同様，<u>機械学習を行うには，特徴量（data）と正解値（target）のデータをそれぞれ準備する必要があります</u>．

図9 乳がんのデータセットを使った機械学習モデルの概要

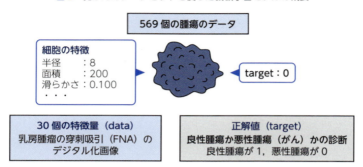

ではまず，データセットを格納したbcから正解値を取り出して内容を確認していきましょう．

コード 2-5-5　y_bcに正解値をデータフレームとして格納

```
y_bc = bc.target
y_bc.head()
```

```
0    0
1    0
2    0
3    0
4    0
Name: target, dtype: int64
```

正解値（target）の先頭5行の値を確認してみました

コード2-5-5のとおり，bcのtargetキーで格納された正解値データを呼び出し，y_bcに格納します．「データ名.head()」で最初の5行を出力すると，すべて「0」（悪性腫瘍）でした．

2-5 ロジスティック回帰を実践してみよう　89

コード2-5-6 y_bcの配列の形状とデータ型の確認

```
print(y_bc.shape)
print(type(y_bc))
```

```
(569,)
<class 'pandas.core.series.Series'>
```

y_bcは569個の1次元配列であり，pandasのSeries型になっています．

コード2-5-7 y_bcの取りうる値と頻度の確認

```
y_bc.value_counts()
```

```
target
1    357
0    212
Name: count, dtype: int64
```

> 良性（1）が357個，悪性（0）が212個の
> 正解値データとなっています

pandasのSeries型のデータで「value_counts()」を使うと，取りうる値と出現頻度が得られます．糖尿病データの場合はデータの概要を「データ名.describe()」で把握していましたが，「describe()」は平均値などを返すため二値変数では有益な情報を得られません．

続いて，bcから特徴量を取り出して内容を確認していきましょう．

コード2-5-8 x_bcに特徴量をデータフレームとして格納

```
x_bc = bc.data
x_bc.head()
```

	mean radius	mean texture	mean perimeter	mean area	mean smoothness	mean compactness	mean concavity	mean concave points	mean symmetry	mean fractal dimension	...	worst radius	...
0	17.99	10.38	122.80	1001.0	0.11840	0.27760	0.3001	0.14710	0.2419	0.07871	...	25.38	...
1	20.57	17.77	132.90	1326.0	0.08474	0.07864	0.0869	0.07017	0.1812	0.05667	...	24.99	...
2	19.69	21.25	130.00	1203.0	0.10960	0.15990	0.1974	0.12790	0.2069	0.05999	...	23.57	...
3	11.42	20.38	77.58	386.1	0.14250	0.28390	0.2414	0.10520	0.2597	0.09744	...	14.91	...
4	20.29	14.34	135.10	1297.0	0.10030	0.13280	0.1980	0.10430	0.1809	0.05883	...	22.54	...

5 rows × 30 columns

コード2-5-8のとおり，bcのdataキーで格納された特徴量データを呼び出し，x_bcに格納します．「データ名.head()」で最初の5行を出力すると，5行×30列のデータが出力されます．

特徴量データである x_bc には，10個の測定項目についてそれぞれ「平均値」「標準誤差」「最大値」の3つを算出した，計30個の特徴量が格納されています．3つの特徴量は関連が強すぎるため，すべての変数を同時に回帰モデルに入れると多重共線性によりモデルが収束しません．そのため今回は特徴量としてそれぞれの平均値（データの1～10列目）のみを用います．次のコードを実行してみましょう．

コード 2-5-9 x_bc から 10 個の特徴量を x_bc10 として格納

```
x_bc10 = x_bc.iloc[:, 0:10]
x_bc10.head()
```

平均値に関する10個の特徴量だけを取り出せました

	mean radius	mean texture	mean perimeter	mean area	mean smoothness	mean compactness	...
0	17.99	10.38	122.80	1001.0	0.11840	0.27760	...
1	20.57	17.77	132.90	1326.0	0.08474	0.07864	...
2	19.69	21.25	130.00	1203.0	0.10960	0.15990	...
3	11.42	20.38	77.58	386.1	0.14250	0.28390	...
4	20.29	14.34	135.10	1297.0	0.10030	0.13280	...

データフレームから行と列を取り出す方法は1章 p.47 では loc を用いましたが，**コード 2-5-9** では iloc を用いてインデックス番号で場所を指定する方法を使います．「**データフレーム名 .iloc[行番号, 列番号]**」とするとデータフレーム内の特定の行，列の値を抽出できます．「行番号」や「列番号」は「:」で範囲を指定することもできます．「行番号」を「:」とするとすべての行を選択できます．「列番号」は「0:10」として「0番以上10番未満の列」，つまり平均値を格納している最初の10列を指定します．

「データ名 .head()」で出力してみると，列名が「mean …」となっている平均値に関する特徴量だけが抽出されていることを確認できました．

memo loc と iloc の特徴と比較

	loc	iloc
インデックスの種類	ラベルベース	整数ベース
範囲指定の終了値	終了値を含む	終了値を含まない
データの指定	ラベル（列名や行名）で指定	位置（インデックス番号）で指定
使用例	df.loc[0:3, 'age']	df.iloc[0:3, 4]

コード 2-5-10　x_bc10の配列の形状とデータ型の確認

```
print(x_bc10.shape)
print(type(x_bc10))
```

```
(569, 10)
<class 'pandas.core.frame.DataFrame'>
```

コード 2-5-10 のとおり，「x_bc10」の配列の形状とデータ型を調べます．「x_bc10」は569行×10列の2次元配列であり，pandasのDataFrame型です．

線形回帰モデルと同様にロジスティック回帰モデルも，学習させるデータは特徴量の方を2次元配列，正解値の方を1次元配列にするように規定されています．

最後に，作成したx_bc10，y_bcを学習用データと検証用データに分割しましょう．

コード 2-5-11　学習用データと検証用データに分割

```
from sklearn.model_selection import train_test_split
x_train, x_test, y_train, y_test = train_test_split(
    x_bc10, y_bc, test_size=0.3, random_state=0)
```

（出力なし）

今回は，x_bc10とy_bcのデータを学習用データ70%と検証用データ30%に分割したいので，「test_size=0.3」の引数を指定します．分割時の乱数のシード値は「random_state=0」で指定します．以上で機械学習に用いる4つのデータ（x_train，x_test，y_train，y_test）が準備できました．

学習モデルの選択

コード 2-5-12　ロジスティック回帰モデルを選択

```
from sklearn.linear_model import LogisticRegression
model_bc = LogisticRegression()
```

（出力なし）

LinearRegression関数と同様に，コード 2-5-12 ではsklearnライブラリのlinear_modelモジュールからLogisticRegression関数を呼び出し，「model_bc」という変数に「LogisticRegression()」を代入しています．

学習用データを用いて学習

コード2-5-13 学習用データ（x_trainとy_train）を用いてmodel_bcで学習させる

```
model_bc.fit(x_train, y_train)
```

```
▼LogisticRegression
LogisticRegression()
```
ロジスティック回帰で学習が終了すると，左のように表示されます

線形回帰の場合と同様，学習はあっと言う間に終わります．これで569個の70%（＝398個）の腫瘍データについて，特徴量10個と正解値を学習させることができました．

傾き（偏回帰係数）と切片（定数項）を推定

コード2-5-14 model_bcの傾きと切片を出力する

```
print(model_bc.coef_)
print(model_bc.intercept_)
```

```
[[ 4.43803517 -0.15747975 -0.49120368 -0.02299483 -0.1977349  -0.88107831
  -1.17436636 -0.51610975 -0.32416124 -0.06441917]]
[0.71206521]
```

コード2-5-14の結果から，学習用データから得られた「model_bc」の回帰式は以下のとおりになります（➡ロジスティック回帰式の詳細はp.95 COLUMN参照）．

$$\ln(p/1-p) = 0.71$$
$$+(4.44 \times radius) + (-0.16 \times texture)$$
$$+(-0.49 \times perimeter) + (-0.02 \times area)$$
$$+(-0.20 \times smoothness) + (-0.88 \times compactness)$$
$$+(-1.17 \times concavity) + (-0.52 \times concave\ points)$$
$$+(-0.32 \times symmetry) + (-0.06 \times fractal\ dimension)$$

STEP 5 新しい変数で予測

それでは，作成したモデルに検証用データを入れて予測を行ってみます．

コード 2-5-15 model_bcに検証用データ（x_test）を入れて予測する

```
print(model_bc.predict(x_test))  # x_testから予測した予測値yを出力
print(np.array(y_test))          # 実際の正解値y_testを出力
```

```
[1 1 1 1 1 1 1 1 1 1 0 0 1 0 1 0 1 0 0 0 1 0 1 1 0 1 1 0 1 0 1 0 1 0 1 1 1
 0 1 0 0 1 0 1 1 0 1 1 1 0 0 0 0 1 1 1 1 1 0 0 0 1 1 0 1 0 0 0 1 1 0 1 1
 0 1 1 1 1 0 0 0 1 0 1 1 1 0 0 1 0 0 0 1 1 0 1 1 1 1 1 0 0 1 0 1 1 0 1
 0 0 1 1 1 1 1 1 1 0 0 1 0 1 1 1 0 1 1 1 1 1 1 1 1 1 0 1 1 1 0 1 1 0 1 0
 1 1 1 0 1 1 1 0 1 1 0 0 1 1 0 1 0 1 0 1 1 1]
 [0 1 1 1 1 1 1 1 1 1 1 1 1 1 1 1 0 1 0 0 0 0 0 1 1 0 1 1 0 1 0 1 0 1 0 1 0 1
 0 1 0 0 1 0 1 1 0 1 1 1 0 0 0 0 1 1 1 1 1 0 0 0 1 1 0 1 0 1 0 1 0 0 1 1 0
 0 1 1 1 1 0 0 0 1 0 1 1 1 0 0 1 0 0 0 1 1 0 1 1 1 1 1 1 1 1 0 1 0 1 0 0 1
 0 0 1 1 1 1 1 1 1 0 0 1 0 1 1 1 0 1 1 1 1 1 1 1 1 1 0 0 1 1 1 0 1 1 0 1 0
 1 1 1 1 1 1 1 0 1 0 1 0 0 1 1 0 1 0 0 0 1 1 1]
```

コード 2-5-15のとおり，「モデル名.predict(特徴量)」により，特徴量「x_test」からの予測値yとして1/0のどちらに分類されるかを求め，表示します．

次に，正解データであるy_testも同じ形式で表示し，両方を見比べてみましょう．1個目の腫瘍では，x_testからの予測値は「1」ですが，y_testの正解値は「0」です．2個目の腫瘍では，予測値は「1」，正解値も「1」です．このように目視で確認していくと，予測値と正解値が一致していない腫瘍が散見されます．

なぜ一致しないのか，もう少し深く調べてみたいと思います．そこで次に，model_bcでx_testの各値から，$y=1$と予測できる確率を見てみましょう．

コード 2-5-16 model_bcに検証用データ（x_test）を入れて，$y=0$，$y=1$となる確率を予測する

```
print(model_bc.predict_proba(x_test))
```

```
[[4.57042606e-01 5.42957394e-01]
 [1.79395138e-01 8.20604862e-01]
 [8.66171843e-02 9.13382816e-01]
 [1.65251193e-01 8.34748807e-01]
 [5.37373549e-02 9.46262645e-01]
 [4.12045708e-02 9.58795429e-01]
 (以下略)
```

> 左が$y=0$，右が$y=1$となる確率で，腫瘍1個ごとに列挙されます

コード2-5-16のとおり，「モデル名.predict_proba(特徴量)」で，「[y=0の確率 y=1の確率]」が特徴量「x_test」のデータ数分求まります．1個目の腫瘍では$y=1$の確率は5.42957394e-01，つまり$5.42957394 \times 10^{-1} \fallingdotseq 0.54$と出力されています．$y=0$の確率は約0.46で，$y=1$の確率の方がわずかに高いものの，0か1かはほぼ半々でした．コード2-5-15では，1個目の腫瘍は，実際は0なのに1と予測して不正解でしたが，間違ってしまうのも仕方がないことが分かります．また，2個目の腫瘍の$y=1$の確率は8.20604862e-01$\fallingdotseq 0.82$で，コード2-5-15での予測値は1，正解値も1で正解でした．

STEP 6 モデルの評価

コード2-5-17 モデルの性能評価を行う

```
print(model_bc.score(x_test, y_test))
print(model_bc.score(x_train, y_train))
```

```
0.9181286549707602
0.907035175879397
```

線形回帰では「モデル名.score()」でR^2（決定係数）が求まりましたが，ロジスティック回帰では正解率（正解数/全数）が求まります．コード2-5-17の結果のとおり，正解率は検証用データでは91.8%，学習用データでは90.7%でした．通常，過学習のため学習用データの方が正解率が高くなりますが，今回は検証用データの方が高く，過学習の問題はなさそうです．

本章では，機械学習の第一歩として，線形回帰とロジスティック回帰を実践しました．回帰は得られたデータを回帰式に近似させて，予測と分類を行う方法です．回帰は極めてシンプルなモデルに適合させているため，解釈しやすく説明性の高いホワイトボックスモデルと呼ばれます．係数を確認すれば，どの特徴量がどの程度予測や分類に貢献したかが明らかなためです．逆に，回帰の予測（分類）性能は一般にあまり高くありません．これは，線形モデルやロジスティックモデルなどに当てはめにくい分布をしているデータセットでも，無理やり当てはめて係数が計算されるためです．

また，医療分野において，回帰は機械学習よりも統計モデルとしてよく使われます．多くは予測ではなく，興味がある介入や曝露の有無という変数（機械学習で言う特徴量）の係数を求めることが目的です．この係数は介入や曝露の影響の度合いを示します．回帰の統計的な使用方法と機械学習での使用方法は若干異なりますので注意しましょう．

次章では，機械学習モデルについて，回帰と比較してどのような特徴があるかを述べながら解説します．

COLUMN

ロジスティック回帰式

ロジスティック回帰では正解値を変換してから回帰を行います．この変換のことをロジット変換と言います．

$$y \to \log \frac{y}{1-y} = ax + b$$

ロジット変換を行うと，二値変数が $-\infty < y < \infty$ に拡張され，線形モデルを当てはめられるようになります．ロジット変換の逆変換をロジスティック変換と言います．

$$\frac{y}{1-y} = e^{ax+b}$$

$$y = \frac{1}{1 + e^{-(ax+b)}}$$

重回帰の場合，ロジスティック回帰式は

$$\ln \left(\frac{p\,(Y=1)}{1 - p\,(Y=1)} \right) = b_0 + b_1 x_1 + \cdots + b_n x_n$$

となります．この y は正解値が $Y=1$ となる確率を表します．$x_1 \sim x_n$ が1個目の特徴量～n個目の特徴量です．b_0 は切片であり，定数項です．$b_1 \sim b_n$ はそれぞれの特徴量 $x_1 \sim x_n$ と y の関係を示す傾きであり，係数と呼ばれます．

課題

(解答例は p.12 参照)

1 糖尿病データの特徴量データから，age，sex，bmi，s6（血糖値）の4列を抽出して，x_dm4を作成してください．その特徴量を使用して，重回帰分析を実行してください．その際，20%を検証用データ，80%を学習用データにしてください．

2 上記重回帰モデルの性能評価を行ってください．

3 乳がんデータの特徴量のうち，特徴量 radius error の最小値，最大値，平均値を出力してください．

4 乳がんデータの最大値（worst ~）の各項目10個を使ってロジスティック回帰分析を実行してください．その際，20%を検証用データ，80%を学習用データにしてください．

5 上記ロジスティック回帰モデルの性能評価を行ってください．

3章

さまざまな機械学習を
理解しよう

前章では，機械学習の最もシンプルなアルゴリズムである線
形回帰とロジスティック回帰を使用して，回帰と分類につい
て学びました．本章では，さらによく使用されている3つの
機械学習アルゴリズムであるサポートベクターマシン，決定
木，ランダムフォレストについて解説し，それぞれ演習を行
います．

> **本章のゴール**
> - 機械学習のアルゴリズムの種類と概念を理解する
> - 機械学習実行の流れを説明できる
> - 代表的な機械学習モデルを構築し実行できる

3-1 機械学習のアルゴリズム

　機械学習のアルゴリズム（計算手順）は日々進歩しており，専門家でない人が最新のアルゴリズムを追い続けるのは困難です．そこで，本章では教師あり機械学習の中でも基本的な①**サポートベクターマシン**，②**決定木**，③**ランダムフォレスト**を取り上げ，概念の解説とPythonの演習を行います．どれもscikit-learn（サイキットラーン）ライブラリを利用することで簡単に実行できます．

3-2 サポートベクターマシンを実践してみよう

　サポートベクターマシン（support vector machine，SVM）は，1960年代に開発された由緒ある教師あり学習のアルゴリズムです．SVMは現在知られている手法の中でも優れた認識性能を発揮できるアルゴリズムで，未学習データに対しても高い識別性能を得られることが知られています．

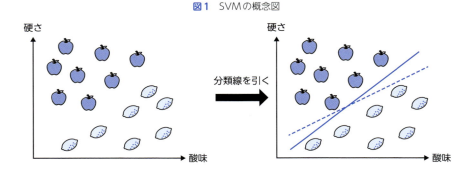

図1　SVMの概念図

図1にSVMの概念図を示します．例では，2つの特徴量としてx軸を酸味，y軸を硬さにして，りんごとレモンの2種類の果物15個のデータをxy平面上にプロットしています．目的は，果物がりんごなのかレモンなのかを，酸味と硬さの値から分類することです．データ分類線（青線）を引くと，データをりんごとレモンにきれいに分類することが可能ですが，データ分類線は実線や点線のようにいくつも引くことが可能です．どのように最適なデータ分類線を決めたらよいのでしょうか．

SVMは，このようなデータ分類線の決め方のアルゴリズムです．データ分類線に一番近いデータを**サポートベクター**（support vector）と呼び，サポートベクターとデータ分類線の直線距離を**マージン**（margin）と呼びます（図2）．

図2　サポートベクターとマージン

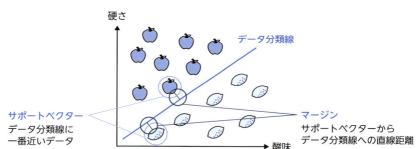

このマージンを最大化するように線を引くのが，SVMのアルゴリズムです．マージンが小さいと，データがわずかにばらつくだけでデータ分類線の境界を超えてしまうため，誤分類が起きやすくなります．図3では，新しいりんごがあったとき，マージンが大きい線ではりんごに分類されていますが，マージンが小さい線ではレモン側に分類されています．このような誤分類を避けるため，SVMではマージンを最大化します．こうすることでばらつきのあるデータにも対応できます．

図3　マージンが小さい場合と大きい場合

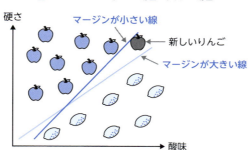

上記の例では，直線のデータ分類線を求める線形SVMという方法を使っています．線形SVMは分類の性能が限られていますが，カーネル法という手法を取り入れると，非線形データの分類が可能になり，分類性能が飛躍的に高まります．カーネル法は，2つの特徴量による平面（2次元）のデータを3次元などの高次元空間へ拡張して分類する手法です．図4のように，2次元平面上では青と灰色のデータを直線でうまく分類することができませんが，3次元に拡張すると平面できれいに分類できることがあります．この分類を2次元に戻すと，一番右のように非線形でデータを分類できます．このように，カーネル法を使うことで線形SVMでは実現できなかった分類が可能となります．

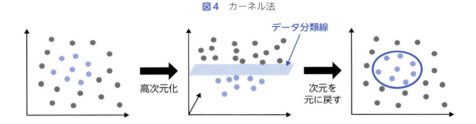

図4　カーネル法

　SVMの利点と欠点を表1にまとめました．

表1　SVMの利点と欠点

利点	欠点
● 分類性能が高い ● 過学習が起こりにくい 　→汎用性が高く，未学習のデータでもあまり誤分類せずに分類できる	● 特徴量のスケールの影響を受けやすいために，データの細かな前処理が必要 ● ハイパーパラメータ（→p.105参照）の選択が難しい ● 計算コストも比較的高く，データ量が多くなると処理に非常に時間がかかる

　それでは，実際にPythonの演習を行いましょう．SVMは分類が得意なため，乳がんのデータセットを用いて悪性腫瘍と良性腫瘍の分類を行います．
　SVMを実践するには，以下のステップで行います．前章と同様，3章のノートブック（chap3.ipynb）をColabで開いておいてください．

STEP［サポートベクターマシンの実践］

⓪ 事前準備
① データの用意
② 学習モデルの選択
③ データを入れて学習
④ 予測を行う
⑤ モデルの評価

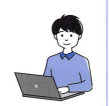

それでは，一つ一つのステップを確認しながら，コードを実行していきましょう．本章で行う機械学習では，最初から学習用データと検証用データに分割します．

事前準備

コード3-2-1　利用するライブラリをインポートする

```
import numpy as np
import pandas as pd
```

（出力なし）

データの用意

コード3-2-2　乳がんのデータセットを読み込む

```
from sklearn.datasets import load_breast_cancer
bc = load_breast_cancer(as_frame=True)
```

（出力なし）

2章のロジスティック回帰と同様に，sklearnライブラリのdatasetsモジュールからload_breast_cancer関数をインポートし，引数を「as_frame=True」に指定し，データフレーム型で読み込みます．

> **コード 3-2-3** 特徴量と正解値を学習用データと検証用データに分割

```
from sklearn.model_selection import train_test_split
x_train, x_test, y_train, y_test = train_test_split(
    bc.data, bc.target, test_size=0.3, random_state=0)
```

→ （出力なし）

　2章の**コード 2-5-11**と同様に引数を「test_size=0.3」として，検証用データが全体の30％になるように，学習用データと検証用データに分割します．また，「random_state=0」と指定することで，できあがるデータを同一のものに固定します．2章ではデータの内容のイメージを掴みやすくするためx_bcやy_bcを作成し配列の形状や型を調べていましたが，本章では同じデータを使うため，x_bcやy_bcを作成せず，「train_test_split(特徴量x,正解値y)」のxとyでそれぞれ「bc.data」「bc.target」をそのまま指定します．

学習モデルの選択

> **コード 3-2-4** サポートベクターマシンを選択

```
from sklearn.svm import SVC
model_svm = SVC(kernel='rbf', random_state=0)
```

→ （出力なし）

　SVMのモデルは，sklearnライブラリのsvmモジュールから，SVC（support vector classifier）をインポートして作成します．SVCの引数「kernel=カーネル関数のタイプ」では，アルゴリズムで使用するカーネル関数のタイプを指定します．今回は複雑な形の分類線を引くことができる，非線形の「kernel='rbf'」（ガウスカーネル Radial basis function）を指定します．線形SVMを実行したい場合は「kernel='linear'」と指定します．もう一つの引数で，乱数固定のため「random_state=0」と指定しています．他にも多くの引数を設定できますが，基本的にデフォルトのままで実行できます．

STEP 3　データを入れて学習

コード 3-2-5　学習用データを入れて学習させる

```
model_svm.fit(x_train, y_train)
```

```
▼  SVC
SVC(random_state=0)
```

SVCで学習が終了すると，左のように表示されます

「モデル名.fit(学習用の特徴量，学習用の正解値)」で学習を行います．これで乳がんの569個の腫瘍データの70%分について，特徴量30個と正解値を学習させることができました．

STEP 4　予測を行う

コード 3-2-6　検証用データで予測を行う

```
print(model_svm.predict(x_test))  # x_testから予測した予測値yを出力
print(np.array(y_test))           # 実際の正解値y_testを出力
```

```
[1 1 1 1 1 1 1 1 1 1 1 1 1 0 1 0 1 0 0 0 0 1 1 0 1 1 1 1 0 1 0 1 0 1 1 1
 0 1 0 1 1 0 1 1 0 1 1 1 0 0 1 0 1 1 1 1 1 0 1 0 1 1 0 1 0 0 0 1 1 0 1 1
 0 1 1 1 1 0 0 0 1 0 1 1 1 0 0 1 0 1 1 1 0 1 1 1 1 1 1 0 1 0 1 0 0 1
 0 0 1 1 1 1 1 1 1 1 0 1 0 1 1 1 0 1 1 1 1 1 1 1 0 0 1 1 1 0 1 1 0 1 0
 1 1 1 1 1 1 1 1 1 1 0 0 1 1 0 1 0 1 0 1 1 1]
[0 1 1 1 1 1 1 1 1 1 1 1 1 0 1 0 1 0 0 0 0 1 1 0 1 1 0 1 0 1 0 1 0 1 0 1
 0 1 0 0 1 0 1 1 0 0 0 0 1 1 1 1 1 0 0 0 1 1 0 1 0 1 0 0 0 1 1 0 1 0
 0 1 1 1 1 0 0 0 1 0 1 1 1 0 0 1 0 1 1 1 1 0 1 1 1 1 1 1 1 0 1 0 1 0 0 1
 0 0 1 1 1 1 1 1 1 1 0 1 0 1 1 1 0 1 1 1 1 1 1 1 0 0 1 1 1 0 1 1 0 1 0
 1 1 1 1 1 1 1 0 1 0 1 0 0 1 1 0 1 0 0 0 1 1 1]
```

「モデル名.predict(検証用の特徴量)」は，モデルに「検証用の特徴量」を入れたときの予測値yの値を返します．予測値と実測値「np.array(検証用の正解値)」を並べてみて，回帰のときと同様に，予測が正解かどうかを見比べてみましょう．

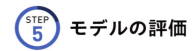

STEP 5 モデルの評価

コード3-2-7 モデルの性能評価を行う

```
print(model_svm.score(x_test, y_test))
```

```
0.9239766081871345
```

　SVMは分類モデルなので,「モデル名.score(検証用の特徴量,検証用の正解値)」で返される値は正解率であり,今回のモデルでは92.4%となっています.ロジスティック回帰のときは91.8%だったので大きくは変わりませんが,少しだけSVMの方が予測性能が高く算出されました.たまたま良かった可能性や過学習の可能性もあるので,今回の結果だけではSVM,ロジスティック回帰のどちらの方が予測性能が高いか断定はできません.ロジスティック回帰では特徴量同士の関連が強すぎたため,10個の特徴量だけに限定して学習させましたが,SVMでは特徴量の選択を行わずにすべて使って学習できています.

　今回のモデルで作成された分類線を図示してみます.SVMでは乳がんデータセットの30個の特徴量をすべて使っているため,2次元平面上に散布図を図示できません.そこで,次元削減を行います.次元削減は教師なし学習の方法ですが,本書で扱う範囲を超えているためPythonのコードの解説は割愛します.

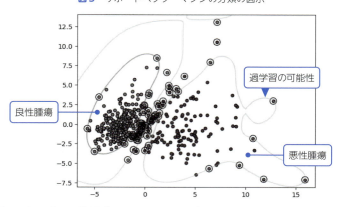

図5　サポートベクターマシンの分類の図示

注:図5のカラー版は,演習データDLサイトからダウンロードしたファイル内にあります.

　2次元に次元削減することで**図5**のような散布図を描くことができます.青色(図の右側)が悪性腫瘍,赤色(図の左側)が良性腫瘍です.黒丸で囲まれた点はデータ

分類線に一番近いデータ（サポートベクター）です．多次元で分割した結果を2次元にしているので，分類線は直線ではなく，非線形の複雑な形状になっています．x軸とy軸は特定の特徴量ではありません．正解率92.4%でかなりうまく分類できていることが分かりますが，図5の右側中央付近の過剰に丸くなっている部分は，過学習になっている可能性があります．

　SVMでは特徴量の重要度の概念はなく，どの特徴量が予測に強く寄与しているかを調べることはできません．特徴量の重要度に興味がある場合は，ランダムフォレストなどの手法を用いる必要があります．

　SVMは分類だけではなく，回帰を行うことも可能です．回帰のモデルはSVCと同様に，sklearnライブラリのsvmモジュールのSVR（support vector regression）で作成できます．

COLUMN

ハイパーパラメータ

　機械学習を実行する上で非常に重要な作業の一つに，ハイパーパラメータ チューニングがあります．ハイパーパラメータ（hyperparameter）とは，機械学習アルゴリズムの挙動を手動で入力して指定するパラメータのことです．SVMでは「SVC(kernel=…，C=…，gamma=…)」のように，モデルの設定を行うときに，引数に値を明示的に記述します．さまざまなハイパーパラメータを与えたときにモデルの挙動がどのように変化するかを試すことをハイパーパラメータ チューニングと呼びます．

　方法としては，①グリッドサーチ（Grid Search），②ランダムサーチ（Random Search），③ベイズ最適化があります．グリッドサーチとは，ハイパーパラメータの候補の値（連続数の場合は等幅で分割した離散値等）の全パターンでモデル構築を行い，しらみつぶしに検証する方法です．ランダムサーチとは，ある範囲の中からランダムにハイパーパラメータの組み合わせを生成してチューニングする方法です．ベイズ最適化とは，前回試したハイパーパラメータを少し変更し，結果が改善すれば変更後のハイパーパラメータを採用するという手順を繰り返してハイパーパラメータの組み合わせを決定する方法です．

　どの手法が最も良いかはそのときのモデルによりますが，ハイパーパラメータ チューニングを行うことで，モデルの予測性能を向上させることができるので，非常に重要な技術と言えます．

3-3 決定木分析を実践してみよう

決定木分析（decision tree analysis）とは，各データを条件によって選り分ける，樹形図（木構造）の予測モデルを構築して分析する方法です．もともとは意思決定を助ける決定理論の分野において作られた手段であるため，**決定木**（けっていぎ）と名付けられました．決定木は教師あり機械学習に用いられますが，分類にも回帰にも使うことが可能です．分類に使う場合を単に決定木，もしくは分類木と呼び，回帰に使う場合を回帰木と呼びます．

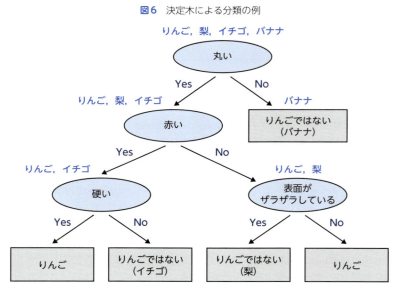

図6　決定木による分類の例

決定木は非常にシンプルに分類を行う手法です．図6を例に解説します．ここに100個の果物があり，その種類はりんご，梨，イチゴ，バナナの4種類です．これらを「りんご」か「りんごでない」かを分類する決定木分析を行うこととします．正解値「y」は「りんごである（1/0）」，特徴量「x」は「丸いか」「赤いか」「硬いか」「表面がザラザラしているか」の4つです．この正解値と特徴量を用いたところ，木構造は図6のように書けました．

決定木のアルゴリズムにはCART（Classification and regression tree；カート），CHAID（Chi-squared automatic interaction detection；カイド），C5.0（シー・ファイブ・ポイント・ゼロ）などがありますが，本書では最もシンプルなCARTを実施します．CARTは分岐のときに必ず2つに分岐するため，構造がシンプルになりやすいという特徴があります．

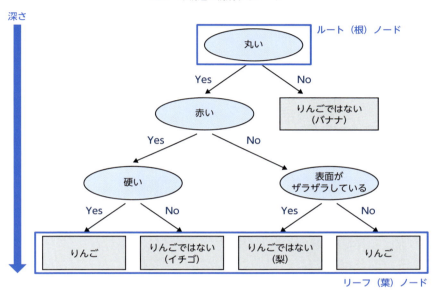

図7　木構造を構成するノード

図7に示すように，木構造にはいくつかの構成要素があります．それぞれのデータグループのことを**ノード**と呼びます．一番上のノードは**ルート（根）ノード**と呼び，ここから段階的に分岐していきます．上から下に広がっていく形で描かれるため，木を上下逆さまに見たような形になります．これ以上分岐しないノードを**リーフ（葉）ノード**と呼びます．ルートノードからリーフノードまでの分岐回数を**深さ**と呼びます．

決定木分析の利点と欠点は表2のようになります．

表2　決定木分析の利点と欠点

利点	欠点
● 直感的で解釈しやすい ● 前処理が少ない ● 適用範囲が広い	● 分類性能が高くない ● 過学習が起こりやすい ● 最適化が困難

それでは，実際に乳がんデータを使って決定木分析を行ってみましょう．決定木分析を行うステップはSVMと同じです．

STEP [決定木分析の実践]
- ⓪ 事前準備
- ① データの用意
- ② 学習モデルの選択
- ③ データを入れて学習
- ④ 予測を行う
- ⑤ モデルの評価

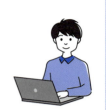

STEP 0 事前準備

コード3-3-1 利用するライブラリをインポートする

```python
import numpy as np
import pandas as pd
import matplotlib.pyplot as plt
```

▶（出力なし）

決定木分析で利用するライブラリはnumpy（ナムパイ）とpandas（パンダス）の2つです．今回は決定木を図示するため，matplotlib.pyplot（マットプロットリブ パイプロット）も使います．

STEP 1 データの用意

コード3-3-2 乳がんのデータセットを読み込む

```python
from sklearn.datasets import load_breast_cancer
bc = load_breast_cancer(as_frame=True)
```

▶（出力なし）

決定木分析で分類を行うために，今回も乳がんのデータセットを読み込みます．

> コード 3-3-3　特徴量と正解値を学習用データと検証用データに分割

```
from sklearn.model_selection import train_test_split
x_train, x_test, y_train, y_test = train_test_split(
    bc.data, bc.target, test_size=0.3, random_state=0)
```

→（出力なし）

　特徴量データである「bc.data」と正解データである「bc.target」をそれぞれ学習用データと検証用データに分けて，x_train，x_test，y_train，y_testの4つのデータを作ります．今回もSVMのときと同様に30個の特徴量から10個を選択せずにすべての特徴量を使用します．

 学習モデルの選択

> コード 3-3-4　決定木分析を選択

```
from sklearn.tree import DecisionTreeClassifier
model_tree_c = DecisionTreeClassifier(
    criterion='gini', max_depth=2,
    min_samples_split=10, random_state=0)
```

→（出力なし）

　決定木分析で使うモデルは，sklearnライブラリのtreeモジュールのDecisionTreeClassifierです．今回は乳がんのデータセットを使い，腫瘍が良性か悪性かの分類（classification）を行います．

　model_tree_cにDecisionTreeClassifier()をモデルとして設定します．引数の「criterion=純度評価法」は分類の純度を評価する方法を設定するものです．'gini'（ジニ不純度）か'entropy'（エントロピー）のどちらかを指定できます．ここで，各ノードのデータの総数をn，カテゴリiに属するデータの数をn_iとすると，データがカテゴリiに属する確率は$p_i = \frac{n_i}{n}$と表されます．ジニ不純度は分類した際に各ノードにどれくらい不純物が含まれるかを表す指標で，「$g = 1 - \sum_{i=1}^{c} p_i^2$」で表されます（$c$はカテゴリの総数）．引数に「criterion='gini'」と指定すると，このジニ不純度を減らすようにデータ分類を行い最も効率的な条件を探ります．もう一つの'entropy'は情報量の概念を用いて分類の効率を評価する方法ですが，'gini'の場合と結果に大きな違いはないとされており，本書では詳細については割愛します．今回は'gini'を選択します．また，今回のカテゴリは良性腫瘍と悪性腫瘍の2つになります．

　他に引数として「max_depth=深さの最大値」を指定します．木の深さ（何回分類を

行うか）の最大値を指定する引数であり，今回は2に指定します．深さの最大値を指定しないと，すべてのデータが分類されるまで分割を繰り返すため，過学習を起こしやすくなります．引数「`min_samples_split=最低サンプルサイズ`」では，分岐を作成するために必要な最低サンプルサイズを指定します．こちらは小さすぎると過剰に細かく分類しようとするため，過学習を起こしやすくなります．<u>決定木分析においては，木の深さやノードの作り方を制限することで過学習を抑えることができます</u>．この方法を**剪定**（せんてい；pruning）と呼びます．木の剪定は必要のない枝を切り樹形を整えることを指しますが，決定木でも同様の意味で機械学習用語として使われています．

データを入れて学習

コード3-3-5 学習用データを入れて学習させる

```
model_tree_c.fit(x_train, y_train)
```

```
                      DecisionTreeClassifier
DecisionTreeClassifier(max_depth=2, min_samples_split=10, random_state=0)
```

SVMと同様，「`モデル名.fit(学習用の特徴量，学習用の正解値)`」で学習させます．

予測を行う

コード3-3-6 検証用データで予測を行う

```
print(model_tree_c.predict(x_test))  # x_testから予測した予測値yを出力
print(np.array(y_test))              # 実際の正解値y_testを出力
```

```
[[0 1 1 1 1 1 1 1 1 1 1 1 1 0 1 0 1 0 0 0 0 0 1 1 0 1 1 0 1 0 1 0 1 0 1
  0 1 0 1 1 0 1 1 0 1 1 1 0 0 0 0 1 1 1 1 1 0 0 0 1 1 0 1 0 0 0 1 1 0 1 1
  0 1 1 1 1 0 0 0 1 0 1 1 1 0 0 1 0 1 1 0 0 1 1 1 1 1 1 1 0 1 0 1 0 0 1
  0 0 1 1 1 1 1 1 1 1 0 1 0 1 1 1 1 1 0 1 1 1 1 1 0 0 1 1 0 1 1 0 1 0
  1 1 1 0 0 0 1 0 1 1 1 0 0 1 0 0 0 1 1 1]
 [0 1 1 1 1 1 1 1 1 1 1 1 1 0 1 0 1 0 0 0 0 0 1 1 0 1 1 0 1 0 1 0 1 0 1
  0 1 0 0 1 0 1 1 0 1 1 1 0 0 0 0 1 1 1 1 1 0 0 0 1 1 0 1 0 0 0 1 1 0 1 0
  0 1 1 1 1 0 0 0 1 0 1 1 1 0 0 1 0 1 1 0 0 1 1 1 1 1 1 1 0 1 0 1 0 0 1
  0 0 1 1 1 1 1 1 1 1 0 1 0 1 1 1 1 1 0 1 1 1 1 1 0 0 1 1 0 1 1 0 1 0
  1 1 1 1 1 1 1 0 1 0 1 0 0 1 1 0 0 0 1 1 1]]
```

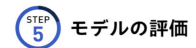

モデルの評価

コード 3-3-7 モデルの性能評価を行う

```
print(model_tree_c.score(x_test, y_test))
```

```
0.9473684210526315
```

他のモデルの性能評価と同様に,「モデル名.score(検証用の特徴量, 検証用の正解値)」で正解率を表示します. 検証用データでの予測性能は, 約94.7%とかなり高い正解率を示しています.

直感的で分かりやすく, 分岐の条件を明示できることは, 決定木分析の長所です. 今回学習した決定木を確かめてみましょう. 次のコードを実行します.

コード 3-3-8 決定木の図示

```
from sklearn.tree import plot_tree
plot_tree(
    model_tree_c,
    feature_names=bc.feature_names,
    class_names=bc.target_names, filled=True)
plt.show()
```

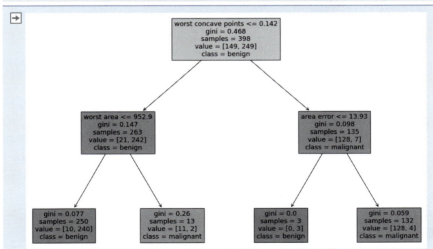

決定木を図示するため, sklearnライブラリのtreeモジュールからplot_tree関数をインポートして使用します.「plot_tree(モデル名, feature_names=特徴量

名，class_names=分類名，filled=True)」のとおり引数を指定します.

　本書で使用している乳がんデータの変数bcの中には，特徴量名の配列である「feature_names」が最初から含まれているので，「feature_names=特徴量名」に「bc.feature_names」を指定することで，bcに含まれている特徴量名を決定木の図示に反映させることができます.「bc.feature_names」を出力してみましょう.

コード3-3-9 変数bcのfeature_names（特徴量名）の出力

▶ bc.feature_names

乳がんデータの30個の特徴量が列挙されました

```
array(['mean radius', 'mean texture', 'mean perimeter', 'mean area',
       'mean smoothness', 'mean compactness', 'mean concavity',
       'mean concave points', 'mean symmetry', 'mean fractal dimension',
       'radius error', 'texture error', 'perimeter error', 'area error',
       'smoothness error', 'compactness error', 'concavity error',
       'concave points error', 'symmetry error',
       'fractal dimension error', 'worst radius', 'worst texture',
       'worst perimeter', 'worst area', 'worst smoothness',
       'worst compactness', 'worst concavity', 'worst concave points',
       'worst symmetry', 'worst fractal dimension'], dtype='<U23')
```

コード3-3-10 bc.feature_namesの配列の形状とデータ型の確認

```
print(bc.feature_names.shape)
print(type(bc.feature_names))
```

```
(30,)
<class 'numpy.ndarray'>
```

　bc.feature_namesの形状は「(30,)」つまり30個の1次元配列で，データ型は「'numpy.ndarray'」つまりNumPy配列です.

　この特徴量名と同様に，乳がんデータの変数bcの中には分類名の配列である「target_names」も最初から含まれているので，次の引数「class_names=分類名」に，「bc.target_names」を指定することで，bcに含まれている分類名を決定木の図示に反映させることができます.「bc.target_names」も出力してみましょう.

コード3-3-11 変数bcのtarget_names（分類名）の出力

▶ bc.target_names

```
array(['malignant', 'benign'], dtype='<U9')
```

コード3-3-12 bc.target_namesの配列の形状とデータ型の確認

```
print(bc.target_names.shape)
print(type(bc.target_names))
```

```
(2,)
<class 'numpy.ndarray'>
```

コード3-3-11の結果のとおり，bc.target_namesキーにはtargetの名称の配列が格納されており，正解値0がmalignant（悪性腫瘍），1がbenign（良性腫瘍）です．配列の形状は(2,)で2個の1次元配列であり，データ型はNumPy配列です．

最後の引数で「filled=True」を指定すると，悪性腫瘍か良性腫瘍かでノードが異なる色で塗られます．

では，ここからは**コード3-3-8**の出力結果の決定木を詳しく見ていきましょう．決定木を見ると，分岐に使われた特徴量とその値が明確に分かります．最初に分岐する条件として，「worst concave points <= 0.142」と書かれています（**図8**）．worst concave pointsは腫瘍細胞の凹点の最大値であり，この値の0.142を境に悪性か良性に分類されていることが分かります．

図8 コード3-3-8のルートノード

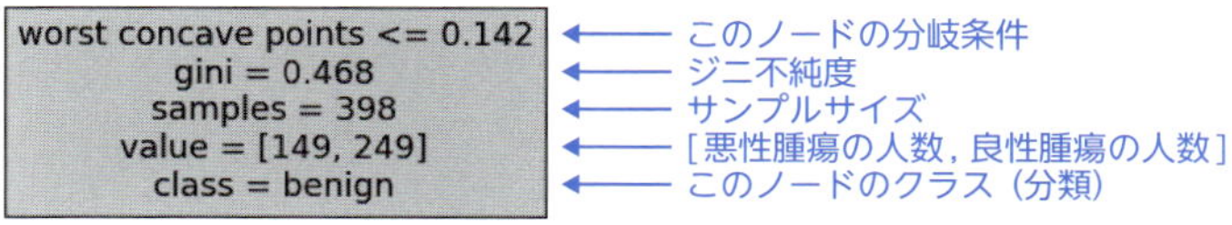

```
worst concave points <= 0.142    ◄──── このノードの分岐条件
         gini = 0.468            ◄──── ジニ不純度
       samples = 398             ◄──── サンプルサイズ
     value = [149, 249]          ◄──── [悪性腫瘍の人数, 良性腫瘍の人数]
       class = benign            ◄──── このノードのクラス（分類）
```

分岐条件の他に記載されているのは，そのノードの情報です．ルートノードの情報を例に説明します．ジニ不純度は「0〜1/カテゴリ数」の値をとり（二値の場合は0〜0.5），値が大きいほど不純度が高く，0に近いほど不純度が低い（きれいに分類されている）状態を示します．このノード内の腫瘍がすべて悪性か良性かどちらか一方のカテゴリに分類されている場合は不純度0となります．ノード内の半分の腫瘍がそれぞれのカテゴリに分類されている場合は，全く分類されていないことを意味し，不純度は0.5になります．**図8**ではジニ不純度の値は0.468となっており，悪性と良性が混ざった状態になっていることが分かります．

398人分の学習用データ（x_trainとy_train）からスタートするため，サンプルサイズは398と記載されています．「value =」で「[悪性腫瘍の人数，良性腫瘍の人数]」を示しています．class（分類）はこの時点では良性腫瘍の人が多いため，benign（良性腫瘍）のクラス（カテゴリ）と認識されています．

図9 コード3-3-8のルートノードの分岐

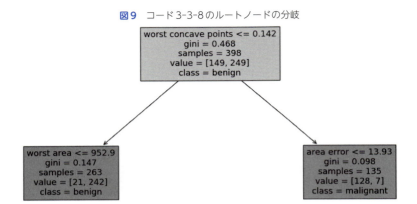

1回目の分岐後のデータを見てみます（**図9**）．左の方のノードでは，gini = 0.147となり，ルートノードよりかなり不純度が下がっていることが分かります．サンプルサイズは263で，悪性腫瘍21，良性腫瘍242になりました．良性が多いのでこのノードのクラス（カテゴリ）はbenign（良性腫瘍）と判断されています．

次に右のノードを見ると，gini = 0.098と不純度はさらに低くなっています．サンプルサイズは135，悪性腫瘍128，良性腫瘍7となっており，このノードのクラス（カテゴリ）はmalignant（悪性腫瘍）です．「worst concave points <= 0.142」の条件で分類するだけで，かなりはっきりと良性腫瘍と悪性腫瘍を分類できています．

図10 コード3-3-8のリーフノード

今回の木のリーフノード（最後の項目）を見てみると，**図10**の4つが出ています．ジニ不純度を見ると，左から0.077，0.26，0.0，0.059となっています．左から3番目のノードでは，「samples = 3」で「value = [0, 3]」となっており，すべてが良性腫瘍に分類されているため，ジニ不純度は0.0となっています．

このように，決定木分析では，どのような特徴量のどのカットオフ値で分類されるか明示されるので，分析結果を直感的に理解できます．

3-4 ランダムフォレストを実践してみよう

決定木分析は分かりやすい方法ですが，単体では過学習しやすく，また予測性能はそれほど高くないという欠点があります．決定木のようにそれ単独では学習の精度が高くない学習機のことを**弱学習機**と言います．弱学習機を使って予測性能をいかに高めるかという観点で新たな手法が提唱されてきました．2001年に多数の決定木を集める**アンサンブル学習**を行うランダムフォレスト（random forest）が提案されました．この手法は医療や経済など多岐にわたる分野で使われています．

アンサンブル学習とは，より良い予測結果を得るために，複数の弱学習機を組み合わせる手法です．アンサンブル学習においてよく用いられる手法には**バギング**（bagging）と**ブースティング**（boosting）の2つがあります．バギングは，すべてのデータから一部のデータを重複を許して取り出す復元抽出（**ブートストラップ**，Bootstrap）というやり方で繰り返しサンプリングを行い，複数の弱学習機を学習させる方法です．それぞれの弱学習機の学習結果はお互いに影響しないので並列的に学習させます．一方，ブースティングは複数の弱学習機で，前に作った弱学習機の結果を参考にして逐次改善しながら直列に学習を進めていくやり方です．ランダムフォレストでは「バギング」を使います．決定木とブースティングを組み合わせた手法としてXGBoostやLight Gradient Boosting Machine（LightGBM）などがあります．こちらも非常に精度が高い手法ですが，本書で扱う範囲を超えているため詳細は割愛します．

ランダムフォレストの利点と欠点を**表3**にまとめました．

表3 ランダムフォレストの利点と欠点

利点	欠点
● アンサンブル学習であり，たまたまできたモデルに精度が依拠しない ● 予測性能が高い ● 特徴量の重要度を求められる	● データ数が少ないときに過学習になる可能性がある

図11 ランダムフォレスト

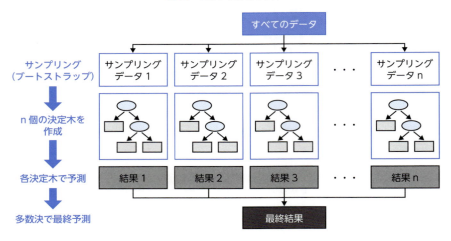

ランダムフォレストの大まかなステップは図11のとおりです．

① すべてのデータから，n 個のサンプリングデータセットを作成する
② n 個の決定木を作成する
③ 各決定木モデルで予測を行う
④ 多数決で最終予測を行う

実際にPythonで行う手法は今までの手法と変わりませんので，実行してみましょう．

STEP［ランダムフォレストの実践］
⓪ 事前準備
① データの用意
② 学習モデルの選択
③ データを入れて学習
④ 予測を行う
⑤ モデルの評価

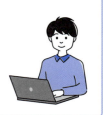

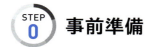

事前準備

コード 3-4-1 利用するライブラリをインポートする

```
!pip install japanize-matplotlib
import numpy as np
import pandas as pd
import matplotlib.pyplot as plt
import japanize_matplotlib
```

```
Collecting japanize-matplotlib
    Downloading japanize-matplotlib-1.1.3.tar.gz (4.1 MB)
（以下略）
```

データの用意

コード 3-4-2 乳がんのデータセットを読み込む

```
from sklearn.datasets import load_breast_cancer
bc = load_breast_cancer(as_frame=True)
```

（出力なし）

　分類の方が分かりやすいため，今回は乳がんのデータセットを用います．ランダムフォレストでも回帰を行うことが可能です．

コード 3-4-3 特徴量xと正解値yを学習用データと検証用データに分割

```
from sklearn.model_selection import train_test_split
x_train, x_test, y_train, y_test = train_test_split(
    bc.data, bc.target, test_size=0.3, random_state=0)
```

（出力なし）

STEP 2 学習モデルの選択

コード 3-4-4　ランダムフォレストを選択

```
from sklearn.ensemble import RandomForestClassifier
model_forest = RandomForestClassifier(
    n_estimators=100, max_depth=3,
    max_features=5, random_state=0)
```

→（出力なし）

　ランダムフォレストのモデルは，sklearnライブラリのensembleモジュールにあるRandomForestClassifierを使います．今回は分類を行うため，Classifierですが，回帰の場合はRandomForestRegressorを使います．model_forestというモデル名でランダムフォレストを設定します．引数にハイパーパラメータとして，「n_estimators=決定木の数」，「max_depth=深さの最大値」，「max_features=特徴量の数の上限」の3つを設定できます．

　「n_estimators=決定木の数」で何個の決定木を作るか（図11のn個）を指定します．今回は100にしています．一般にnの値が大きいほど精度は良くなりますが，大きすぎても精度が頭打ちになり，計算にも時間がかかります．試行錯誤をして「適切な」値を設定するよう気をつけましょう．

　「max_depth=深さの最大値」で決定木の深さの最大値を指定します．設定しないとすべてを分類するまで決定木が作成され，過学習の可能性が生じますので，「適切な」値を設定する必要があります．

　「max_features=特徴量の数の上限」ではモデルに投入する際の特徴量の数の上限を設定します．ランダムフォレストでは，特徴量のすべてを使わずに，ランダムに選択された特徴量で決定木を作成します．毎回同じ特徴量で学習すると似たような決定木しか作成されず過学習の可能性が出てくるため，それを防ぐための工夫です．max_featuresを大きい値にすると作成される個々の決定木は似たようなものになります．小さい値にすると毎回異なる決定木が作られますが，少ない特徴量だけで分類するので，各決定木の精度はあまり上がりません．デフォルトは，経験的に効果的とされている，特徴量の総数の平方根（小数切り捨て値）です．今回使用するデータでは，特徴量が30個でその平方根は5.47なので，デフォルトと同じ「5」を，投入する特徴量の上限として明示的に設定します．

データを入れて学習

コード3-4-5 学習用データを入れて学習させる

```
model_forest.fit(x_train, y_train)
```

```
▼                    RandomForestClassifier
RandomForestClassifier(max_depth=3, max_features=5, random_state=0)
```

予測を行う

コード3-4-6 検証用データで予測を行う

```
print(model_forest.predict(x_test))  # x_testから予測した予測値yを出力
print(np.array(y_test))              # 実際の正解値y_testを出力
```

```
[0 1 1 1 1 1 1 1 1 1 0 1 1 0 0 0 1 0 0 0 0 1 1 0 1 1 0 1 0 1 0 1 0 1
 0 1 0 1 1 0 1 1 0 1 1 1 0 0 0 0 1 1 1 1 1 0 0 0 1 1 0 1 0 0 0 1 1 0 1 1
 0 1 1 1 1 0 0 0 1 0 1 1 1 0 0 1 0 1 0 1 1 1 1 1 1 1 0 1 0 1 1 0 1
 0 0 1 1 1 1 1 1 1 1 0 1 0 1 1 1 1 0 1 1 1 1 1 1 0 0 1 1 0 1 1 0 1 0
 1 1 1 0 1 1 1 0 1 1 0 0 1 1 0 1 0 0 0 1 1 1]
[0 1 1 1 1 1 1 1 1 1 1 1 1 0 0 0 1 0 0 0 0 1 1 0 1 1 0 1 0 1 0 1 0 1
 0 1 0 0 1 0 1 1 0 1 1 1 0 0 0 0 1 1 1 1 1 0 0 0 1 1 0 1 0 0 0 1 1 0 1 0
 0 1 1 1 1 0 0 0 1 0 1 1 1 0 0 1 0 1 0 1 1 1 1 1 1 1 0 1 0 1 0 0 1
 0 0 1 1 1 1 1 1 1 1 0 1 0 1 1 1 1 0 1 1 1 1 1 1 0 0 1 1 1 0 1 1 0 1 0
 1 1 1 1 1 1 1 0 1 0 1 0 0 1 1 0 1 0 0 0 1 1 1]
```

モデルの評価

コード3-4-7 モデルの性能評価を行う

```
print(model_forest.score(x_test, y_test))
```

```
0.9532163742690059
```

　モデルの性能評価は他のモデルと同様に,「モデル名.score(検証用の特徴量x, 検証用の正解値y)」で得られます.今回は分類なので,出力される結果は正解率で,95.3%とかなり高くなっています.

　ランダムフォレストの利点の一つに,特徴量の重要度が分かることがあります.特

徴量の重要度は，その特徴量でノードを分割したときに不純度がどれくらい減少するかで評価できます．この値は特徴量全体から見た相対的な指標であり，すべての特徴量の重要度を足すと1になるように算出されます．次のコードで実際に重要度を出力してみましょう．

コード 3-4-8 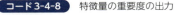特徴量の重要度の出力

```
forest_importances = pd.DataFrame(
    model_forest.feature_importances_,
    index=bc.feature_names,
    columns=['重要度'])
forest_importances
```

	重要度
mean radius	0.023322
mean texture	0.009979
mean perimeter	0.066447
mean area	0.039999
mean smoothness	0.003435
mean compactness	0.005039
mean concavity	0.093138
mean concave points	0.136197
mean symmetry	0.001898
mean fractal dimension	0.002101
radius error	0.025128
(以下略)	

30個の特徴量（**コード3-3-9**）の重要度が出力されました（合計すると1になります）

「model_forest.feature_importances_」には，求められた「特徴量の重要度」が格納されています．**コード3-4-8**では，この「特徴量の重要度」に，「bc.feature_names」をインデックス（行の名前）として付与し，「forest_importances」という名前のDataFrame型のデータを作成しています．例えば「mean radius」の重要度は0.023322，「mean texture」の重要度は0.009979のように，全特徴量の重要度が求められています．

次に，forest_importancesを重要度の高い順に並べ替えて表示させます．

コード3-4-9 特徴量の重要度を並べ替える

```
forest_importances.sort_values('重要度', ascending=False)
```

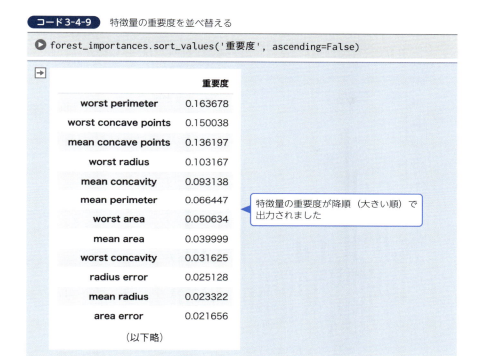

特徴量の重要度が降順（大きい順）で出力されました

「変数名.sort_values('列名', ascending=False)」で，指定した列（今回は重要度）について並べ替えます．引数「ascending=」は並べ替えの順序を指定するもので，Trueだと昇順（小さい順），Falseだと降順（大きい順）に並べます．今回のランダムフォレストでは，最も重要な特徴量は「worst perimeter（周囲長の最悪値）」であり，その次に「worst concave points（腫瘍細胞の凹点の最悪値）」であることが分かります．

次に，見やすくするために，重要度のグラフを出力します．

コード3-4-10 特徴量の重要度のグラフ化

```
forest_importances.plot.bar()
plt.show()
```

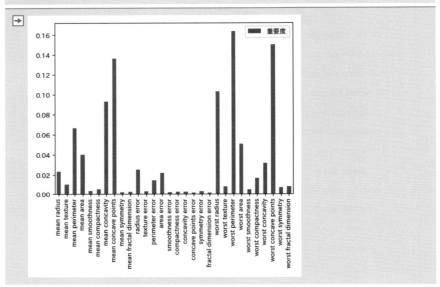

30個の特徴量の重要度が棒グラフで出力されることで，重要度の高いものと低いものが一目で分かります．

特徴量の重要度の指標にはPermutation Feature Importance（PFI）もあります．PFIでは，ある1つの特徴量をランダムに選択して意味がないものとしたときの予測誤差と，無意味にする前の予測誤差を比較し，その差分を重要度とします．ある特徴量がモデルの予測に大きく寄与しているのなら，その特徴量を無意味にした場合，モデルの予測性能は大きく下がります．**コード3-4-8**で算出した重要度（feature importance）は決定木を基本とする手法でしか使えず，さらにバイアスが存在することも指摘されています[*1]．そのため，一般的にはPFIなど，別のモデルでも共通して使える指標が用いられます．

それでは，このPFIによる特徴量の重要度を算出し，グラフ化してみましょう．

[*1] Permutation Importance vs Random Forest Feature Importance (MDI)（https://scikit-learn.org/stable/auto_examples/inspection/plot_permutation_importance.html）

コード3-4-11 特徴量の重要度Permutation Feature Importance（PFI）の出力

```
from sklearn.inspection import permutation_importance
importance = permutation_importance(
    model_forest, x_test, y_test, n_repeats=10, random_state=0)
print(importance.importances_mean)
```

```
[ 0.00000000e+00  7.01754386e-03  1.11022302e-17  5.84795322e-03
 -7.01754386e-03  5.84795322e-04 -7.01754386e-03  1.16959064e-03
  0.00000000e+00  0.00000000e+00  3.33066907e-17  0.00000000e+00
 -2.33918129e-03 -1.16959064e-03  0.00000000e+00  0.00000000e+00
 -5.84795322e-04  0.00000000e+00  0.00000000e+00  0.00000000e+00
  1.05263158e-02  8.77192982e-03  1.22807018e-02  5.26315789e-03
  0.00000000e+00  0.00000000e+00  3.50877193e-03  1.75438596e-03
 -5.84795322e-04  0.00000000e+00]
```

コード3-4-12 特徴量の重要度Permutation Feature Importance（PFI）のグラフ化

```
forest_pfi = pd.Series(
    importance.importances_mean, index=bc.feature_names)
forest_pfi.plot.bar()
plt.axhline(y=0, color='black')
plt.show()
```

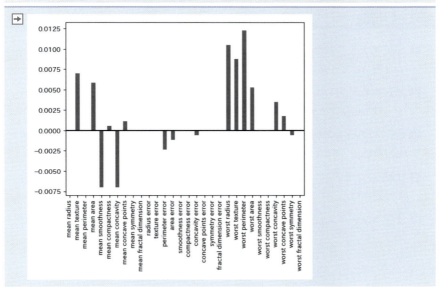

コード3-4-10のfeature importanceのグラフと**コード3-4-12**のPFIのグラフを比べてみると，重要度の順序はかなり異なっていることが分かります．

feature importanceもPFIも特徴量の重要度の指標ですが，この解釈には注意が必要です．どちらも未知の値に対する予測（分類）に影響を与える程度を評価したものであり，正解値に与える影響ではありません．2章で取り上げた線形回帰やロジスティック回帰で出力された特徴量の「係数」とは意味が異なります．係数はアウトカム（正解値）に与える影響の程度を表す値であり，これが大きければ結果の値も大きくなることを意味しますが，予測の精度には影響しません．医療系で回帰分析に慣れている場合は，解釈が異なる点に注意しましょう．

本章では，基本的な機械学習のモデルとして，サポートベクターマシン，決定木，ランダムフォレストについて解説し，Pythonの演習を行いました．それぞれのモデルに利点と欠点があり，予測性能が高くなる状況が異なります．アルゴリズムを使い分け，さらにハイパーパラメータ チューニングを適切に行うことで，高い予測性能を発揮できるようになります．

課題

(解答例はp.12参照)

1 SVCモデルのkernelをlinearにして，乳がんデータでのサポートベクターマシンを実行してください．

2 決定木モデルのmax_depthを3に，min_samples_splitを15にして，乳がんデータでの決定木分析を実行してください．

3 ランダムフォレストモデルのn_estimatorsを100に，max_depthを3に，max_featuresを15にして，ランダムフォレストを実行してください．

4 上記SVCモデル，決定木モデル，ランダムフォレストモデルの性能評価を行ってください．

5 上記ランダムフォレストモデルの特徴量の重要度を，PFIを使って調べてください．

4章

深層学習のしくみを理解しよう

4章と5章では，深層学習というモデルを扱います．近年，データサイエンスは急速な発展を遂げており，この分野の成長は，深層学習技術の進歩と密接に関連しています．深層学習では，複雑なデータのパターンを解析することで，以前は実現できなかった高度なタスクを実行できるようになりました．ChatGPTのような生成AIは，この深層学習の技術を基盤としています．

本章のゴール

- 深層学習の概念を説明できる
- 深層学習の流れを説明できる
- 簡単な深層学習モデルを構築し実行できる

4-1 深層学習とは

　近年のデータサイエンスや生成AI技術の進歩を理解するためには，AI（人工知能），機械学習，深層学習の基本的な違いを理解することが重要です（**図1**）．AIは最も広い概念で，コンピュータが学習，推論，問題解決などの人間の知的行動を模倣する技術の総称です．AIにも多様な形態があり，機械学習はその中でコンピュータに大量のデータを与えて学習させることで，パターンや法則を導き出す手法を言います．さらに**深層学習**（**deep learning**）は機械学習の一部であり，機械学習の手法の中でも人間の脳のニューロンの動作を模倣した多層ニューラルネットワークと呼ばれるしくみを利用して，データからより複雑なパターンや特徴を学習させる手法を指します．これらの多層ニューラルネットワークに対しては多くのアプローチが研究され続けており，今日では画像認識，音声認識，自然言語処理，ゲーム，そして生成AIなど，多岐にわたる応用が可能になっています．

図1 AI（人工知能）と機械学習，深層学習の関係

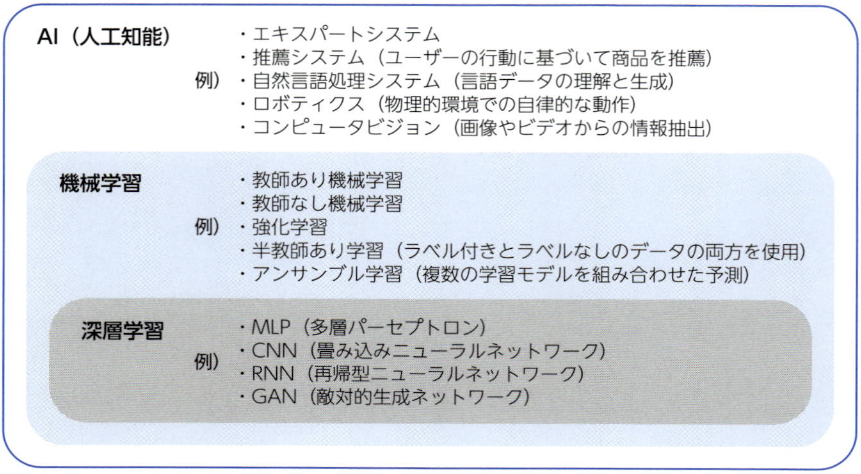

AI（人工知能）	例）	・エキスパートシステム ・推薦システム（ユーザーの行動に基づいて商品を推薦） ・自然言語処理システム（言語データの理解と生成） ・ロボティクス（物理的環境での自律的な動作） ・コンピュータビジョン（画像やビデオからの情報抽出）
機械学習	例）	・教師あり機械学習 ・教師なし機械学習 ・強化学習 ・半教師あり学習（ラベル付きとラベルなしのデータの両方を使用） ・アンサンブル学習（複数の学習モデルを組み合わせた予測）
深層学習	例）	・MLP（多層パーセプトロン） ・CNN（畳み込みニューラルネットワーク） ・RNN（再帰型ニューラルネットワーク） ・GAN（敵対的生成ネットワーク）

本書では，基本的な深層学習の手法である多層パーセプトロン（MLP：Multilayer Perceptron）に焦点を当てることで，深層学習の基礎的な概念を理解することを目指します．

4-2 深層学習の流れ

今まで使用した機械学習モデルでは，「モデル名 = LogisticRegression()」のように，使用する機械学習モデルを指定することでモデルを選択していました．深層学習ではこのモデルを選択するのではなく自分でモデルを設計します．ではどのようなモデルを設計すればいいのでしょうか．深層学習では，**ニューラルネットワーク**という人間のニューロンを模倣した人工ニューロンという概念を取り入れた，複雑なネットワークを使ってモデルを設計します．

1）ニューロンと人工ニューロン

まず簡単にヒトのニューロンがどのように電気信号を伝えるか説明します．図2にヒトのニューロンの模式図を示します．ニューロンは，樹状突起，細胞体，軸索から構成され，複数のニューロンからの電気信号を樹状突起で受け取ります．電気信号が入力されるごとに細胞体内の電位が上昇し，ある閾値（いきち；あらかじめ設定されている境界ライン）を超えるとニューロンが興奮し，電気信号が軸索を伝わって軸索末端（シナプス）から次のニューロンの樹状突起へ出力されます．ニューロンが受け取る電気信号が閾値を超えなければ，電気信号はそこでストップし，次のニューロンへは伝わりません．

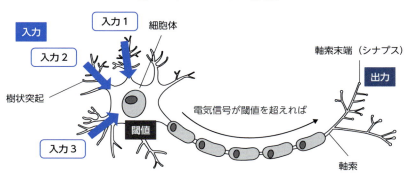

図2 ヒトのニューロンの模式図

このニューロンのしくみを模して作られたのが**人工ニューロン**です．人工ニューロンのしくみを図3の模式図に示します．前のニューロンから与えられるデータとして，入力1，入力2，入力3があるとします．ニューロンはこれらの入力を合計して受け取ります．これはヒトのニューロンで前のニューロンから入力を受けるごとに電位が上昇していくことに相当します．ただ，ニューロンは，入力1，入力2，入力3をそのまま合計して受け取るのではなく，入力値にそれぞれの重み1，重み2，重み3を掛け合わせた重み付き和を受け取ります．重み付き和がある閾値を超えると，次のニューロンに信号が出力されます．このようにニューロン内では，受け取った入力から重み付き和を計算し，ある閾値を超えると，算出された値を出力するというように，入力された値が一連の計算手順を経て変換されて出力されます．ニューロン内で値の変換を行う関数を**活性化関数**と言います．

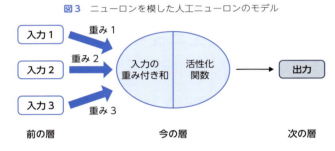

図3　ニューロンを模した人工ニューロンのモデル

深層学習では，重み（パラメータ）を最適化して
出力（予測結果）を正解に近づけるように学習します

この人工ニューロンをいくつも組み合わせてネットワークを構成したものが，**多層ニューラルネットワーク**です．図4に多層ニューラルネットワークの例を示します．データを入力する最初の層を**入力層**，真ん中の層を**中間層**もしくは隠れ層，最後の結果を算出する層を**出力層**と呼びます．図4の〇が個々のニューロンを示していて，入力されたデータは入力層から順に値を変えながら次のニューロンへ伝えられ，最後に出力層で結果を出力します．深層学習では，ニューラルネットワークの階層が数十層から数百層といった規模のネットワークを使って学習を行っており，その階層の深さから深層学習と呼ばれています．

図4 多層ニューラルネットワークの例

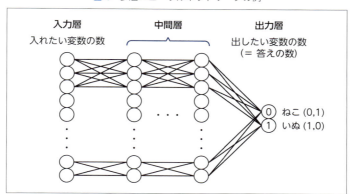

○はニューロンを表します．
繋がった線の数だけ数式（関数）が存在します

2）ニューラルネットワークを使った深層学習

では，このニューラルネットワークを使ってどのように深層学習が行われるのかを，順に説明します．ここでは図5のような，ニューロンの数が，入力層で3つ，中間層で2つ，出力層で1つのシンプルなニューラルネットワークを考えてみます．図5のとおり，入力層の3つのデータをx_1，x_2，x_3，中間層の2つのニューロンと出力層のニューロンに入力されるデータをμ_1，μ_2，μ_3，各ニューロンで活性化関数が返すデータをy_1，y_2，y_3，次のニューロンに伝わる際の重みを$w_1 \sim w_8$とします[*1]．

図5 シンプルなニューラルネットワークで考えてみよう

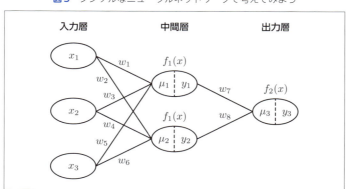

[*1] 書籍によっては各層のニューロンを区別しやすいようにW_2^1のように上付き文字と下付き文字を組み合わせて記載することもありますが，シンプルなニューラルネットワークなので，ここではすべて下付き文字のみで表します．なお，μはギリシャ文字のミューです．

まず μ_1 に注目してみましょう．中間層の1番目のニューロンには入力層の3つのニューロンが接続されていますので，入力 μ_1 は，それぞれのニューロンからの重み付き和，$\mu_1 = w_1 \times x_1 + w_3 \times x_2 + w_5 \times x_3$ となります（**図6**）．

図6 中間層の1番目のニューロンには，入力層の3つのニューロンからの重み付き和 μ_1 が入力される

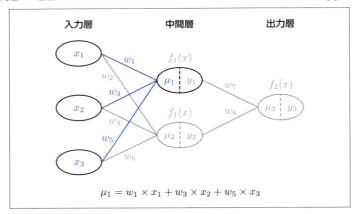

次に y_1 は，活性化関数に μ_1 を代入した値ですので，仮に中間層の活性化関数を $f_1(x)$ と表現すると，$y_1 = f_1(\mu_1)$ となります（**図7**）．μ_2，y_2 も同様です．

図7 中間層の1番目のニューロンからの出力 y_1 は，$y_1 = f_1(\mu_1)$ となる

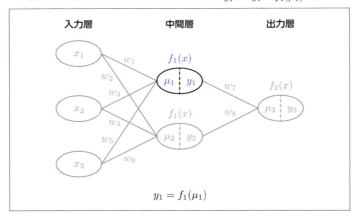

出力層のニューロンへの入力 μ_3 は，中間層の2つのニューロンからの重み付き和，$\mu_3 = w_7 \times y_1 + w_8 \times y_2$ となります（**図8**）．

図8 出力層のニューロンには，中間層の2つのニューロンからの重み付き和 μ_3 が入力される

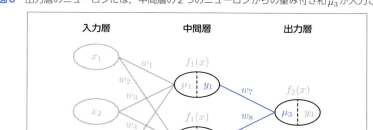

最後に，出力層の活性化関数を $f_2(x)$ とすると，$y_3 = f_2(\mu_3)$ となります（**図9**）．

図9 出力層のニューロンからの出力 y_3 は，$y_3 = f_2(\mu_3)$ となる

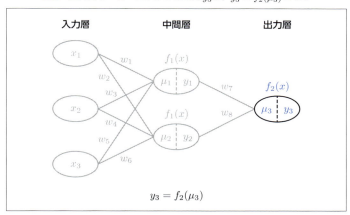

実際にデータを与えてさらに具体的に見ていきましょう．**図10**のように入力層に3つの入力データが与えられた状態を想定し，入力層のニューロンと中間層のニューロンを繋ぐ重みを適当に設定します．活性化関数にはさまざまな種類のものがあります．詳細は割愛しますが，ここでは中間層の活性化関数にReLU（レルー；Rectified Linear Unit）関数という関数，出力層の活性化関数にシグモイド（Sigmoid）関数という関数を使用してみます．

図10 実際にデータを与えて計算してみよう

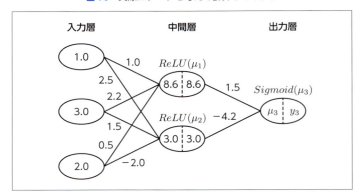

　ReLU関数は,「$x > 0$のとき$y = x$, $x \leq 0$のとき$y = 0$」を満たす関数で, 図で書くと**図11A**のようになります. 代入する値が正であればその値が出力され, 負であれば0が出力されるような関数です.

図11 ReLU関数とシグモイド関数

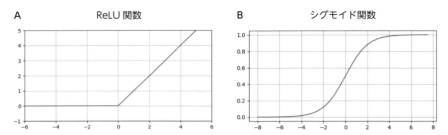

　シグモイド関数は, $y = 1/(1 + e^{-x})$ を満たし, 入力に対して出力がS字のカーブを描くような関数で, 図で描くと**図11B**のようになります. シグモイド関数は2章のロジスティック回帰にも登場した関数で, 入力された値がどんな値でも0から1の間の値に変換して出力します.

　では順番に計算してみましょう. ここではReLU関数とシグモイド関数を, それぞれ「$y = ReLU(x)$」,「$y = Sigmoid(x)$」と表し, 計算過程は省略します.

$$\mu_1 = 1.0 \times 1.0 + 2.2 \times 3.0 + 0.5 \times 2.0 = 8.6$$
$$\mu_2 = 2.5 \times 1.0 + 1.5 \times 3.0 + (-2.0) \times 2.0 = 3.0$$
$$y_1 = ReLU(\mu_1) = 8.6$$
$$y_2 = ReLU(\mu_2) = 3.0$$
$$\mu_3 = 1.5 \times 8.6 + (-4.2) \times 3.0 = 0.3$$
$$y_3 = Sigmoid(\mu_3) = 0.5744\cdots$$

となり，約 0.57 という出力値を得ることができました．

COLUMN

ReLU 関数とシグモイド関数の計算方法

ReLU 関数とシグモイド関数は，Python では，

```python
import numpy as np
import math
# ReLU関数
y = np.maximum(0, x)
# シグモイド関数
y = 1 / (1 + math.e**(-x))
```

と表すことができます（「-x」の「()」は不要ですが，分かりやすくするためにつけました）．「np.maximum(A, B)」は A と B を比較して大きい方を返す関数，「math.e」は自然対数の底（e）を表す定数です．

これらを使用して，y_1 と y_3 をそれぞれ求めると，

```python
y1 = np.maximum(0, 8.6)
y1
```

```
8.6
```

```python
y3 = 1 / (1 + math.e**(-0.3))
y3
```

```
0.574442516811659
```

となります．

ここまでで，3つの入力データから，ニューラルネットワークを通じて1つの結果が出力される過程を見てきました．この3つの入力データx_1，x_2，x_3は，これまでの章で扱った特徴量（説明変数）の値に相当します．例えば体重，年齢，血圧という3つのデータから病気の有無を予測するモデルを作りたい場合，入力層には体重，年齢，血圧のデータを入力します．出力層の活性化関数にシグモイド関数を使用すると，出力値として0から1の間の値が得られ，この値は，「病気あり」を1，「病気なし」を0としたときの確率と考えることができます（**図12**）．したがって，2章で扱ったロジスティック回帰分析と同じカテゴリ分類の問題として扱うことができます．

図12 ニューラルネットワークを使って，病気の有無を予測するモデルを作ることができる

	体重	年齢	血圧	正解
1	55	28	140	1
2	48	44	130	0
3	77	64	145	0
4	49	42	130	1
5	59	66	128	1
6	74	38	109	0
7	59	46	137	1
8	52	41	140	1
9	38	56	110	0
10	47	53	121	1

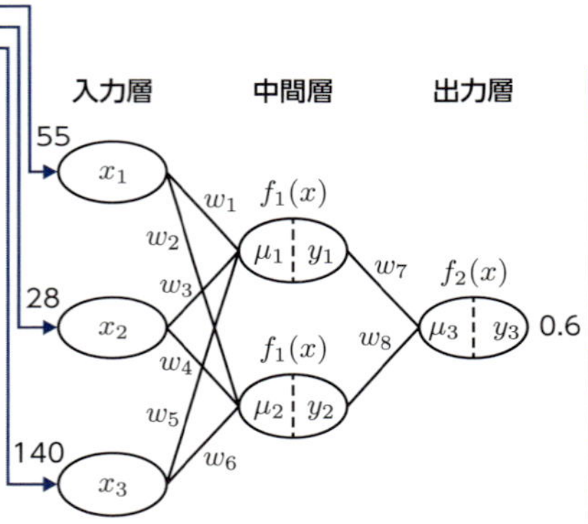

	体重	年齢	血圧	正解	予測
1	55	28	140	1	0.6
2	48	44	130	0	0.3
3	77	64	145	0	0.4
4	49	42	130	1	0.9
5	59	66	128	1	0.6
6	74	38	109	0	0.2
7	59	46	137	1	0.4
8	52	41	140	1	0.9
9	38	56	110	0	0.6
10	47	53	121	1	0.5

ニューラルネットワークにはデータが 1 組ずつ入力されます．
入力層のニューロンの数は 1 つのデータが持つ説明変数の数と一致します

ここで，すでに診断のついている複数の患者と健常者のデータを教師データとして用意します．患者または健常者のデータを，重みが設定されたニューラルネットワークに入力すると，入力された値から病気である確率が出力されます．患者の値を入力したときに病気の確率が高く，健常者のときに低くなるように，重みの値を順次変更して何回も繰り返すと，より高い精度で病気の確率を予測できる重み付けの組み合わせが求まります．これが，**ニューラルネットワークの学習のプロセス**です．どのように重みの値を更新していくのかについては後ほど詳しく説明します．

以上がニューラルネットワークで入力された値から出力値が計算される基本的なプロセスですが，実際に学習を実行する場合には，先ほど説明した重みに加えて，バイアスというものを付け加えます．**バイアス**は前の層と繋がっていないニューロンで，

図13右に示すとおり，それぞれのニューロンに異なる定数が加えられます．

先ほどのニューラルネットワークでは，中間層と出力層に入る μ_1，μ_2，μ_3 が，

$\mu_1 = w_1 \times x_1 + w_3 \times x_2 + w_5 \times x_3$
$\mu_2 = w_2 \times x_1 + w_4 \times x_2 + w_6 \times x_3$
$\mu_3 = w_7 \times y_1 + w_8 \times y_2$

であったのに対し，バイアスを加えて式を修正すると，

$\mu_1 = w_1 \times x_1 + w_3 \times x_2 + w_5 \times x_3 + b_1 \times 1$
$\mu_2 = w_2 \times x_1 + w_4 \times x_2 + w_6 \times x_3 + b_2 \times 1$
$\mu_3 = w_7 \times y_1 + w_8 \times y_2 + b_3 \times 1$

となります（図13）．これらの数式は上のように書くと複雑に見えますが，PythonのKerasでは簡単に実装できる関数が用意されているので，難しく考えずに先に進みましょう．これをPythonで実装してみます．

図13 バイアスを加えた例（右）

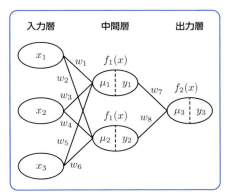
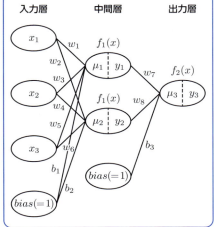

4-3 深層学習を実践してみよう

それでは，前節のモデル（図13右）をPythonで作成してみましょう．以下のステップで深層学習を実践していきます．実践にあたり，これまでの章と同様に，4章のノートブック（chap4.ipynb）をColabで開いておいてください．

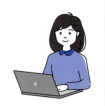

STEP［深層学習の実践］
① データの用意
② 学習用データでの学習
③ 損失と重みの更新
④ 結果の確認
⑤ テスト用データでのモデルの評価

STEP 1 データの用意

まずは，深層学習に必要なライブラリを読み込みます．

コード 4-3-1　必要なライブラリの読み込み

```python
import numpy as np
from keras.models import Sequential
from keras.layers import Dense
from sklearn.model_selection import train_test_split
from sklearn.datasets import load_breast_cancer
```

→（出力なし）

　Keras（ケラス）というライブラリは深層学習に特化した，便利かつ多くの機能を持つよく知られたライブラリです．Kerasを使用すると多層ニューラルネットワークを比較的簡単に構築できるので，本書ではKerasを使って深層学習を行います．2行目はkerasの中のmodelsというモジュールにあるSequentialという関数を，3行目はkerasの中のlayersというモジュールにあるDenseという関数を読み込んでいます．4，5行目では前章までで使用したscikit-learn（sklearn）というライブラリを再度使用し，必要な関数を読み込んでいます．本章でもscikit-learnの乳がんのデータセットを用いて深層学習を行います．

4-3 深層学習を実践してみよう　137

前章同様, 乳がんのデータを読み込んで値を確認します.

コード4-3-2 乳がんのデータセットの読み込み

```
bc = load_breast_cancer()
```

（出力なし）

コード4-3-3 説明変数（特徴量）の確認

```
bc.data
```

```
array([[1.799e+01, 1.038e+01, 1.228e+02, ..., 2.654e-01, 4.601e-01,
        1.189e-01],
       [2.057e+01, 1.777e+01, 1.329e+02, ..., 1.860e-01, 2.750e-01,
        8.902e-02],
       [1.969e+01, 2.125e+01, 1.300e+02, ..., 2.430e-01, 3.613e-01,
        8.758e-02],
       ...,
       [1.660e+01, 2.808e+01, 1.083e+02, ..., 1.418e-01, 2.218e-01,
        7.820e-02],
       [2.060e+01, 2.933e+01, 1.401e+02, ..., 2.650e-01, 4.087e-01,
        1.240e-01],
       [7.760e+00, 2.454e+01, 4.792e+01, ..., 0.000e+00, 2.871e-01,
        7.039e-02]])
```

コード4-3-4 目的変数（正解ラベル）の確認

```
bc.target
```

```
array([0, 0, 0, 0, 0, 0, 0, 0, 0, 0, 0, 0, 0, 0, 0, 0, 0, 0, 0, 1, 1, 1,
       0, 0, 0, 0, 0, 0, 0, 0, 0, 0, 0, 0, 0, 1, 0, 0, 0, 0, 0, 0, 0, 0,
       0, 0, 1, 0, 1, 1, 1, 1, 1, 0, 0, 1, 0, 0, 1, 1, 1, 1, 0, 1, 0, 0,
       （中略）
       1, 1, 1, 0, 1, 1, 0, 1, 0, 1, 0, 0, 1, 1, 1, 0, 1, 1, 1, 1, 1, 1,
       1, 1, 1, 1, 1, 0, 1, 0, 0, 1, 1, 1, 1, 1, 1, 1, 1, 1, 1, 1, 1, 1,
       1, 1, 1, 1, 1, 1, 1, 1, 1, 1, 1, 1, 0, 0, 0, 0, 0, 0, 1])
```

コード4-3-5 正解ラベルの種類

```
bc.target_names
```

```
array(['malignant', 'benign'], dtype='<U9')
```

scikit-learnの`breast_cancer`のデータについては説明済みなので，本章では割愛します（➡2章-5参照）．学習用とテスト用に分割する作業も前章同様に実施しましょう．ただし，本章以降では`random_state`の値は指定していません．これまでは理解しやすいように`random_state`を設定して結果の再現性を保証していましたが，実際の機械学習アプリケーションではデータの変動やモデルの汎用性を正確に評価するために，乱数を固定しないのが一般的です．

コード4-3-6 学習用データとテスト用データの分割

```
# 前章同様7：3の割合で学習用データを分けます
x_train, x_test, y_train, y_test = train_test_split(
    bc.data, bc.target, test_size=0.3)
print(x_train.shape)
print(x_test.shape)
print(y_train.shape)
print(y_test.shape)
```

```
(398, 30)
(171, 30)
(398,)
(171,)
```

　通常は，このまま`x_train`と`y_train`を使用して学習に進むのですが，ここでは`breast_cancer`のデータをそのまま使用せずに，先ほどのニューラルネットワークに合わせて，3つの説明変数だけを取り出して学習してみたいと思います．

コード4-3-7 説明変数を先頭3つに修正

```
# x_train, x_testの内，行はすべて，列は先頭から3列目までを取り出す
x_train3 = x_train[:, :3]
x_test3 = x_test[:, :3]
print(x_train3.shape)
print(x_test3.shape)
```

```
(398, 3)
(171, 3)
```

　`x_train`は398行30列でしたが，先頭から3列目までを取り出したので`x_train3`は398行3列のデータとなっています．`x_test3`も同様に171行3列となっていることが確認できます．ここまでで前準備は終了です．

STEP 2 学習用データでの学習

次に，深層学習のモデルを作っていきます．モデルとして，まず先ほど図13右で示した，中間層のニューロンが2つ，出力層のニューロンが1つのニューラルネットワークを作ります（**図14A**）．この図のようなニューラルネットワークはKerasを用いると**コード4-3-8**のように書くことができます．

図14　ニューラルネットワーク（A）とそのコード4-3-8の実行結果（B），パラメータ数（C）

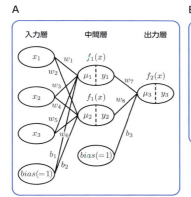

A

B
```
Model: "sequential"
Layer (type)              Output Shape        Param #
=================================================
dense (Dense)             (None, 2)           8
dense_1 (Dense)           (None, 1)           3
=================================================
Total params: 11 (44.00 Byte)
Trainable params: 11 (44.00 Byte)
Non-trainable params: 0 (0.00 Byte)
```

C

入力層 - 中間層で調整するパラメータの数（w と b の数）
　　　　4　　　　×　　　　2　　　　=　　　　8
（入力層の数＋バイアス）　（中間層の数）　　　　　（$w_{1,\cdots,6}, b_1, b_2$）

中間層 - 出力層で調整するパラメータの数（w と b の数）
　　　　3　　　　×　　　　1　　　　=　　　　3
（中間層の数＋バイアス）　（出力層の数）　　　　　（$w_{7,8}, b_3$）

コード4-3-8 深層学習モデルの作成

```
model = Sequential()
model.add(Dense(2, input_shape=(3, ), activation='relu'))  # 中間層を作成
model.add(Dense(1, activation='sigmoid'))                   # 出力層を作成
model.compile(
    loss='binary_crossentropy', optimizer='Adam',
    metrics=['accuracy'])                                   # 学習方法の設定
model.summary()
```

```
Model: "sequential"

 Layer (type)                Output Shape              Param #
=================================================================
 dense (Dense)               (None, 2)                 8

 dense_1 (Dense)             (None, 1)                 3

=================================================================
Total params: 11 (44.00 Byte)
Trainable params: 11 (44.00 Byte)
Non-trainable params: 0 (0.00 Byte)
```

図14Aのモデルの概要が出力されました

　この7行で先ほどのモデルが構築できたことになります．**図14B**の表（＝**コード4-3-8**の実行結果）のとおり，構築したモデルのサマリーが出力されます．学習して調整する重みとバイアスの値をパラメータと言いますが，**図14B**を見ると，Param #という列の1行目が8，2行目が3でTotal paramsが11となっています．これは，それぞれ，入力層から中間層に接続する際の重み6個とバイアス2個の計8個，中間層から出力層に接続する際の重み2個とバイアス1個の計3個，合計して11個のパラメータが存在することを指しています（**図14C**）．ではコードを順に見ていきましょう．

　1行目ではkerasの「Sequential()」を読み込んでいます．これまでは，「model = LinearRegression()」や「model = LogisticRegression()」としていましたが，Kerasを用いた深層学習では，「model = Sequential()」と書くことで，「model」という名前のニューラルネットワークを入力層から順番に作っていくことができるようになります．

　2行目の，「model.add(Dense(2, input_shape=(3,), activation='relu'))」では中間層を作っています．ここで重要なのは，「model.add(…)」の「model」を1行目の「モデル名」と同一にすることです．1行目で「model」という名前でニューラルネットワークを設計するよう宣言しているので，2行目以降は「model.add(…)」というコードで層を追加していきます．add()の括弧内で，追加する中間層の設定を指示します．**Dense**というのは「全結合の」という意味です．**全結合**とは前のニューロンと後ろのニューロンをすべて接続することを指します．逆に非全結合とは前の

ニューロンと後ろのニューロンをすべては接続しないことを指します（図15）．今回は図で示しているように全結合層にしますのでDenseを選んでいます．Denseの中に，「Dense(次の層のニューロンの数，input_shape=(入力するニューロンの数,)，activation=活性化関数)」のように指示を記述します．ここでは次の層へのニューロンの数を2つ，入力するニューロンの数を3つ，活性化関数をReLU関数にしますので，「Dense(2, input_shape=(3,), activation='relu')」と記述します．これで図の入力層と中間層の関係を作ることができました（図15）．

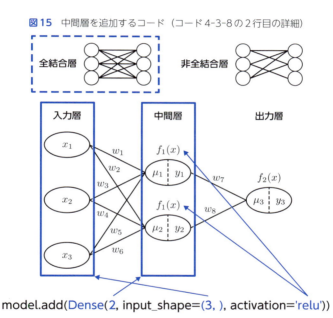

図15 中間層を追加するコード（コード4-3-8の2行目の詳細）

「Dense」で「全結合」することを，Dense()内の最初の数値「2」で次の層へのニューロンの数が2であることを，「input_shape=(3,)」で入力するニューロン数が3であることを，「activation='relu'」で活性化関数をReLU関数にすることを，それぞれ指示しています

次の行に「model.add(…)」と書くことで，層を追加できます．ここでは3行目の，「model.add(Dense(1, activation='sigmoid'))」で層を追加して，出力層の設定を行っています．中間層から出力層へは全結合で接続し，次の層へのニューロンの数は1つ，活性化関数はシグモイド関数にすることを指定しています．先ほどと異なり「input_shape=…」がないのですが，これは，2層目以降では前の層のニューロンの数が自動的に入力するニューロンの数になり，指定する必要がないからです．ここでは入力するニューロンの数が2つと自動的に認識してくれます（図16）．

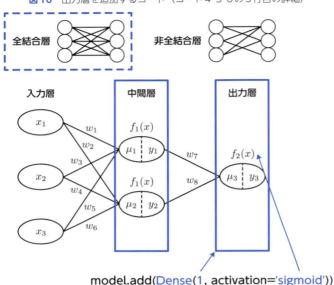

図16 出力層を追加するコード（コード4-3-8の3行目の詳細）

「Dense」で「全結合」することを，「activation='sigmoid'」で活性化関数をシグモイド関数にすることを，それぞれ指示しています．前の層から入力するニューロン数は前の行で指示済みのため，この行では指定しません

　これで中間層と出力層の関係まで指示できたので，求めるニューラルネットワークができました（KerasのSequentialモデルでは自動的にバイアスが作られます）．

　4～6行目の「`model.compile()`」では学習の仕方を指示しています．この部分の説明は少し複雑ですので，初めは「この1行で学習するしくみを設計している」という理解に留めて先に進んでも問題ありません．後々，理解を深めたい際に読み返してください．次項でも少し解説していますが，簡単には，損失関数で正解と予測結果の誤差を計算し，`optimizer`で重みとバイアスを更新する，という流れになります．

損失と重みの更新

　実は3行目まででではまだこのニューラルネットワークは学習をすることができません．学習とは，重みとバイアスの値を少しずつ変えて，出力される正解率を1に近づけることを指します．このニューラルネットワークには，学習開始時の重みとバイアスとしてランダムな数字が割り当てられます．そのため，最初に出力される正解率は0から1の間の適当な値になり，正解からは大きく外れた結果になります．この正解率を1に近づけるように重みとバイアスを繰り返し更新します．

深層学習では,

① 一定量のデータの予測結果を算出する
② 正解と予測結果がどれくらい異なっているかという誤差を計算する
③ 誤差が小さくなるように重みとバイアスを変える

という流れを繰り返して学習を行います.この②の誤差を計算するために用いるのが損失関数,③の重みとバイアスを更新するために用いるのが最適化アルゴリズムになります.学習とは,この②と③を繰り返しながら重みとバイアスを更新して誤差を小さくする作業です.あらためて**コード4-3-8**の4〜6行目を見てみましょう.

「loss='binary_crossentropy'」では損失関数に「2値交差エントロピー」という関数を指定しています.交差エントロピーについては本書では詳細な理論を割愛しますが,○か×,有りか無しのような2つ(2値)に分類する処理であれば2値交差エントロピーを使用すると覚えれば大丈夫です.「optimizer='Adam'」では最適化アルゴリズムに「Adam」というアルゴリズムを指定しています.ここではAdamを使用していますが,他にもSGD,RMSpropなど,最適化アルゴリズム,すなわち重みの更新の仕方にはさまざまなアルゴリズムが考案されていますので,興味のある方は調べてみてください.

では,実際に**コード4-3-8**と**コード4-3-9**を実行して学習させてみましょう.

コード4-3-9 学習の実施

```
result = model.fit(x_train3, y_train, batch_size=32, epochs=300)
```

```
Epoch 1/300
13/13 [==============================] - 1s 2ms/step - loss: 27.1328 - accuracy: 0.3693
Epoch 2/300
13/13 [==============================] - 0s 2ms/step - loss: 25.3038 - accuracy: 0.3693
Epoch 3/300
13/13 [==============================] - 0s 2ms/step - loss: 23.5756 - accuracy: 0.3693
Epoch 4/300
13/13 [==============================] - 0s 2ms/step - loss: 21.9148 - accuracy: 0.3693

                         (中略)

Epoch 297/300
13/13 [==============================] - 0s 2ms/step - loss: 0.4363 - accuracy: 0.8342
Epoch 298/300
13/13 [==============================] - 0s 2ms/step - loss: 0.4359 - accuracy: 0.8241
Epoch 299/300
13/13 [==============================] - 0s 2ms/step - loss: 0.4339 - accuracy: 0.8367
Epoch 300/300
13/13 [==============================] - 0s 2ms/step - loss: 0.4328 - accuracy: 0.8342
```

誤差　　　正解率

300回分,学習されました

注:**コード4-3-8**を実行する度に重みとバイアスが変わるため,本書とColab上の出力結果は一致しません(**コード4-3-10〜4-3-13**も同様)

実行すると出力結果として学習過程が表示されます．学習は前章と同様に「モデル名.fit()」で行います．前章と異なるのは，「result = …」のように変数に代入する形にすることで学習過程のデータを保存している点です．また「fit()」の中にも「x_train3」，「y_train」の他に「batch_size=32」，「epochs=300」と記述しています．「batch_size=32」は「32組ずつデータを取り出して損失を計算し，重みとバイアスを更新せよ」という指示です．学習用のデータは398組あるので，32組ずつデータを取り出すと13回ですべて取り出せます．用意した学習用データからbatch_sizeの数ずつデータを取り出して学習させますが，すべてのデータをひと通り使い尽くすことを1エポックと言います．コード4-3-9の「epochs=300」で「エポックを300回」と設定しているので，各データは300回，学習に使用されます．

　コード4-3-9の出力結果を見てみましょう．Epoch 1/300はエポック1回目を示しています．Epoch 1/300からEpoch 2/300，Epoch 3/300，…，Epoch 300/300と続いており，300エポック分学習されていることが分かります．各エポックでは誤差（loss）と正解率（accuracy）が表示されています[*2]．

　うまく学習できていると，学習が進むごとに（エポックが進むごとに）誤差が小さくなり，正解率が上がっていきます．また，学習を実行する度に学習結果は変わります．なぜならモデルを作成すると，調整するパラメータである重みとバイアスに毎回ランダムな値が割り振られるためです．今回はデータ数が少ないため，学習がうまく進まないこともあります．うまく学習が進まない（誤差が小さくなっていかない）場合は，コード4-3-8とコード4-3-9を何回か実行し直してみてください．

STEP 4　結果の確認

　学習が終わったので結果を見てみます．コード4-3-9では，学習を実行した際，結果をresultという変数に代入していました．このため，各エポックの結果はresult.historyの中に格納されています．

---

*2　先ほど，コード4-3-8の4行目の「model.compile()」で，「metrics=['accuracy']」と指定していたため，正解率も計算されていますが，このオプションを除くと誤差のみが出力されます（「model.compile(loss='binary_crossentropy', optimizer='Adam')」でも実行してみてください）．

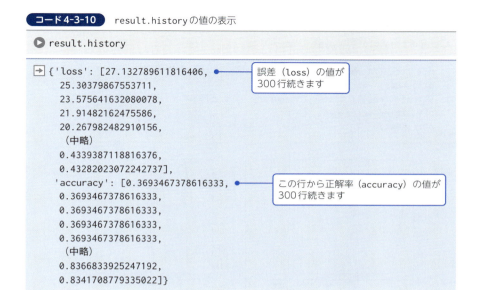

実行すると多数の行が出力されるので分かりづらいですが，これは辞書型のデータ形式で，

　{'loss': [1回目の誤差，2回目の誤差，…，300回目の誤差]，
　'accuracy': [1回目の正解率，2回目の正解率，…，300回目の正解率]}
という形式で誤差と正解率の値が格納されています．この辞書型のデータ形式では，「result.history['loss']」，「result.history['accuracy']」とすると，それぞれの値である300回分の誤差と正解率のデータを取り出すことができます．

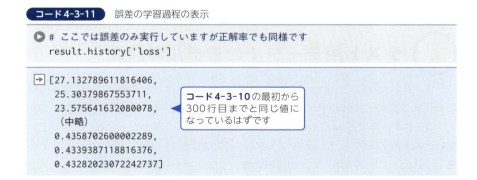

このデータを使って各エポックの折れ線グラフを作ってみましょう．

コード 4-3-12 学習過程の図示

```python
import matplotlib.pyplot as plt
plt.plot(result.history['loss'])      # 誤差のデータをプロット
plt.title('loss')
plt.show()
plt.plot(result.history['accuracy'])  # 正解率のデータをプロット
plt.title('accuracy')
plt.show()
```

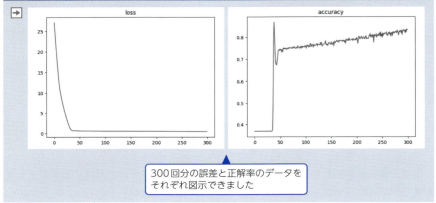

300回分の誤差と正解率のデータをそれぞれ図示できました

「plt.plot(x, y)」でx軸にx，y軸にyのデータをプロットした折れ線グラフを描くことができます．このときxを省略するとx軸には自動的にyのデータ数分の整数が与えられます．「result.history['loss']」は300回目までの誤差のデータなので，「plt.plot(result.history['loss'])」によって，それらが順に折れ線で繋がれて描画されます．結果を見ると誤差（loss）が減っていくにつれて正解率（accuracy）が大きくなっていることが分かります．

テスト用データでのモデルの評価

学習が終わったので，最後に，学習に使用しなかったデータを使って，モデルの精度を評価します．未知のデータは乳がんでしょうか，どのくらいの正解率でしょうか．**コード 4-3-6** で train_test_split() 関数を使って作成した，学習に使用していないテスト用データ（x_test3, y_test）を使用します．モデルの評価は，「モデル名.evaluate(テスト用データの説明変数 , テスト用データの目的変数)」で実行できます．

4-4 学習モデルの改良　147

コード4-3-13　テスト用データでのモデルの評価

```
evaluate_loss, evaluate_accuracy = model.evaluate(x_test3, y_test)
print(evaluate_loss)
print(evaluate_accuracy)
```

```
6/6 [==============================] - 0s 5ms/step - loss: 0.4682 -
accuracy: 0.8070
0.46817949414253235
0.8070175647735596
```

この「モデル名.evaluate()」は，実行するとテスト用データで誤差と正解率を計算するので，コード4-3-13では，それぞれevaluate_loss，evaluate_accuracyという2つの変数を設定して格納しています．

結果から，今回作ったモデルは，正解率約81%で，学習に使用していない未知のデータを予測できたことが分かります．

4-4　学習モデルの改良

今作ったモデルは，ニューラルネットワークの図に合わせて，説明変数が3個で，ニューロン2つの中間層を1層使用しただけの，大変シンプルなモデルでした．次に，説明変数の数を増やし，さらに中間層を追加してモデルをより複雑にして，精度が上がるかどうか検討してみたいと思います．

コード4-3-7を少し改変して，説明変数の数を，3個から前章と同じ10個に変えてみます．

コード4-4-1　説明変数を10個に変更

```
x_train10 = x_train[:, :10]
x_test10 = x_test[:, :10]
print(x_train10.shape)
print(x_test10.shape)
```

```
(398, 10)
(171, 10)
```

次に，コード4-3-8を少し改変して，中間層を2層，それぞれのニューロンの数を4つに設定して，モデルを作り直します．

コード 4-4-2　中間層2層，ニューロン数4つのモデルに変更

```
model = Sequential()
model.add(Dense(4, input_shape=(10, ), activation='relu'))
model.add(Dense(4, activation='relu')) # 2層目の中間層の指示
model.add(Dense(1, activation='sigmoid'))
model.compile(
    loss='binary_crossentropy', optimizer='Adam', metrics=['accuracy'])
model.summary()
```

```
Model: "sequential_3"
_____
 Layer (type)                Output Shape              Param #
=================================================================
 dense_6 (Dense)             (None, 4)                 44

 dense_7 (Dense)             (None, 4)                 20

 dense_8 (Dense)             (None, 1)                 5

=================================================================
Total params: 69 (276.00 Byte)
Trainable params: 69 (276.00 Byte)
Non-trainable params: 0 (0.00 Byte)
_____
```

今度は説明変数の数が10個になったので「input_shape=(10,)」となります．中間層のニューロンの数は4つです．また，3行目でもう1つ中間層を作っていて，そのニューロンの数も4つで，前回同様input_shapeは最初以外省略します．前回はパラメータの数は11個でしたが，今回は69個のパラメータを更新していきます．では，この新しい説明変数とモデルで再度学習させて，作図まで実行してみましょう．

コード 4-4-3　再度学習の実施

```
result = model.fit(x_train10, y_train, batch_size=32, epochs=300)
```

```
Epoch 1/300
13/13 [==============================] - 2s 7ms/step - loss: 121.1326 - accuracy: 0.3693
Epoch 2/300
13/13 [==============================] - 0s 3ms/step - loss: 111.9844 - accuracy: 0.3693
                              （中略）

Epoch 299/300
13/13 [==============================] - 0s 2ms/step - loss: 0.3674 - accuracy: 0.8618
Epoch 300/300
13/13 [==============================] - 0s 2ms/step - loss: 0.3680 - accuracy: 0.8568
```

注：**コード 4-4-3**〜**4-4-5** の出力結果は学習の度に変わります

コード 4-4-4 学習過程の図示

```
import matplotlib.pyplot as plt
plt.plot(result.history['loss'])
plt.title('loss')
plt.show()
plt.plot(result.history['accuracy'])
plt.title('accuracy')
plt.show()
```

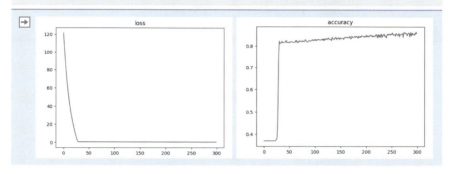

うまく実行できれば，先ほどよりも誤差が小さくなり，正解率が上がっていく様子が図で分かると思います．前回同様きれいな折れ線にならなかった場合，モデルの作成と実行を何度かやり直してみてください．

最後に，テスト用データでの評価も行ってみます．

コード 4-4-5 テスト用データでのモデルの評価

```
evaluate_loss, evaluate_accuracy = model.evaluate(x_test10, y_test)
print(evaluate_loss)
print(evaluate_accuracy)
```

```
6/6 [==============================] - 0s 5ms/step - loss: 0.4091 -
accuracy: 0.8421
0.4091162383556366
0.8421052694320679
```

先ほどの，説明変数3個，中間層1層のときは正解率が約81%でしたが，説明変数10個，中間層2層にすると，正解率が約84%まで上がりました．今回使用したサンプルデータで，乳がんを84%の確率で予測できたことになります．皆さんはどうだったでしょうか．

このように，Kerasを使うと比較的簡単に自分で何層ものニューラルネットワークを自由に作成でき，深層学習（今回はMLP）を実行させることができます．ただし，

ニューラルネットワークの設計の仕方によっては精度が上がらない場合があります．データの数に対してパラメータが多すぎたり，データ量がそもそも少なすぎるときには，深層学習ではなく他の機械学習の方が好ましい場合もあります．いよいよ次章では，本章の知識を活用して，深層学習でよく用いられる画像分類のタスクに取り組みます．

課題

(解答例はp.12参照)

1 乳がんデータの最大値（worst ~）の各項目10個を使って，深層学習のモデルを中間層1層目のニューロン数を8個，2層目のニューロン数を5個，3層目のニューロン数を3個とするモデルに変更して，summary()でモデルの要約を出力してください．

2 上記モデルを使って，batch_sizeを16，epochsを500にして学習を実行してください．

3 上記結果の学習過程を折れ線グラフで描画してください．

4 上記モデルの評価を行い，テスト用データでの正解率と誤差を出力してください．

5章

肺のX線画像を用いた
画像分類にトライしよう

最後の章では深層学習を使って画像分類に挑戦します．前章
の乳がんのデータは計測したデータを入力して悪性か否かを
2値で分類しました．本章では，肺炎と健康の2種類の肺のX
線画像を入力データとして，肺炎か健康かを2値で分類するモ
デルを作成します．深層学習の考え方は乳がんの分類と大き
く変わりません．肺のX線画像を扱う前に，まずは画像デー
タの扱い方から取り組んでいきます．

本章のゴール

- デジタル画像の数値化について説明できる
- 画像分類のしくみを説明できる
- 簡単な画像分類モデルを構築し実行できる

5-1 外部のデータを読み込む

0章で紹介したColabでファイルを読み込む作業を行います。まず**演習データDLサイト**（➡p.12参照）からダウンロードした「images_TMDU.zip」を用意してください。このzipファイルには「test.jpg」というファイルと、本章の後半で用いる肺のX線画像が入っています。0章-4も参考にこのzipファイルをGoogle Driveにアップロードできたら準備完了です。これまでの章と同様、5章のノートブック（chap5.ipynb）をColabで開き、Google Driveをマウントして**コード5-1-1**を実行しましょう。

コード5-1-1 images_TMDU.zipの解凍

```
!unzip '/content/drive/MyDrive/images_TMDU.zip'
```

```
Archive: /content/drive/MyDrive/images_TMDU.zip
   creating: images/
  inflating: images/.DS_Store
  （以下略）
```

セルの先頭に「!」をつけると、Pythonではなくシェルというコマンドを実行できます。「unzip 'zipファイル'」で「zipファイルを解凍せよ」という命令になります。「zipファイル」にはファイル名だけでなく、ファイルの場所（path：パス）も指定する必要があるので、「'/content/drive/MyDrive/images_TMDU.zip'」となっています。

正常に動作すると、上記のような出力結果が得られるとともに、「images」フォルダの中に「COVID-NORMAL」というフォルダと3つのjpgファイル（「NORMAL.jpg」、「covid.jpg」、「test.jpg」）が入っていることが確認できます（**図1**）。これで画像を読み込む準備ができました。

図1 「images_TMDU.zip」の解凍（展開）後のファイル構成

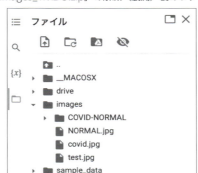

5-2 デジタル画像のデータは数値で表すことができる

　皆さんが普段スマートフォンやコンピュータで見ている画像はどれもデジタル画像です．デジタル画像はピクセルというマス目がタイルのように敷き詰められていて，各ピクセルを色で塗り潰すことで画像を構成しています．スマートフォンやコンピュータの画面上にどのように色を表示するかというと，それぞれの色に応じた数字や配列があり，プログラムがそのデータを読み取って色を表示しています．

　例えば，図2のような26×26ピクセルの猫の白黒画像があるとします．白黒画像の各ピクセルは，色のレベル（輝度）を数値で表現することができ，真っ黒であれば0，真っ白であれば255として，256段階の数字で表現できます．つまり，白黒画像を表示するときは，0から255までの数値の羅列を読み込み，これをタイル状の各ピクセルに割り当てて画像を作り出しているのです．Pythonでは，特定のライブラリでデジタル画像ファイルを読み込んで画像を表示できます．

図2 デジタル画像のデータは数値データで表現可能

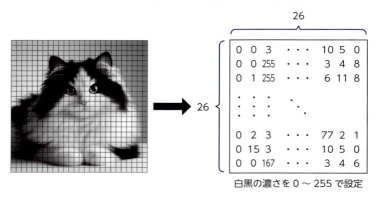

白黒の濃さを0〜255で設定

では，実際にMatplotlib（マットプロットリブ）を使用して図を表示してみましょう．

コード 5-2-1 画像「test.jpg」の読み込みと図示

```
import matplotlib.pyplot as plt
from keras.preprocessing.image import load_img
test = load_img('/content/images/test.jpg', color_mode='rgb')
plt.imshow(test)
plt.show()
print(test)
```

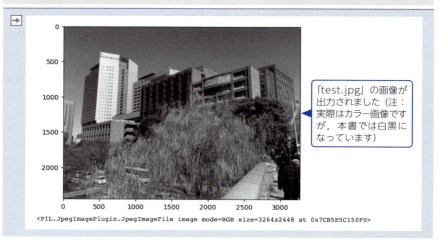

「test.jpg」の画像が出力されました（注：実際はカラー画像ですが，本書では白黒になっています）

今回はKeras（ケラス）の関数である「load_img()」を用いて画像を読み込んでいます．3行目の1つ目の引数（ひきすう）はファイルのpath（ファイルの場所とファイル名）を表しています．

2つ目の引数は「color_mode='rgb'」となっていますが，この引数はRGBという色の形式で読み込むように指示しています．RGBはRed, Green, Blueの頭文字で，赤，緑，青の組み合わせでさまざまな色を表現する一般的な色の表現方法です．4行目と5行目で読み込んだ画像を表示します．「plt.imshow()」はimage（画像）を表示させる指示で，読み込んだ画像データを格納した「test」を指定して画像を表示させています．最後に，print()関数でtestの値を出力しています．出力結果の最下部の「image mode=RGB size=3264x2448」は，色の形式がRGBで表現されていて，画像のサイズが横3264ピクセル，縦2448ピクセルということを示しています．

次に，画像の色とサイズを変えて再度同じ画像を読み込んでみます．

コード 5-2-2 画像サイズとカラーモードの変換

```
test2 = load_img(
    '/content/images/test.jpg', color_mode='grayscale',
    target_size=(10, 10))
plt.imshow(test2, 'gray')
plt.show()
print(test2)
```

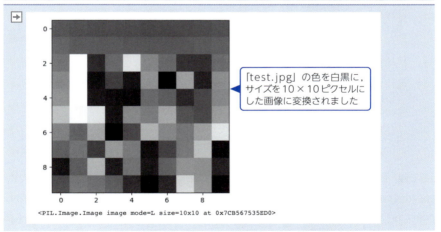

「test.jpg」の色を白黒に，サイズを10×10ピクセルにした画像に変換されました

今度は「load_img()」の引数に「target_size=…」が追加されています．target_sizeは画像ファイルを読み込むときのサイズを指定します．**コード 5-2-2**では，「target_size=(10, 10)」で，読み込む際のサイズを縦10ピクセル，横10ピクセルにしてから読み込んでいるため，表示結果がモザイクのような画像になっています．さらに「color_mode」を「rgb」から「grayscale」に変更しています．grayscaleは白黒（厳密にはグレースケール）を意味します．今回は「imshow()」の2つ目の引

数に 'gray' を追加しています.「imshow()」はデフォルトでRGBカラー画像を表示するので,'gray' を指定することで白黒の表示にしています.

では次に,この画像データを配列に変換してみましょう.

コード5-2-3 画像データを配列データに変換

```
from keras.preprocessing.image import img_to_array
test2_img = img_to_array(test2)
print(type(test2_img))
print(test2_img)
print(test2_img.shape)
```

```
<class 'numpy.ndarray'>
[[[114.]
  [111.]
  [107.]
  [107.]
  [107.]
  [104.]
  [104.]
  [104.]
  [107.]
  [111.]]

 [[128.]
  [121.]
  [121.]
  [121.]
  （中略）
  [ 16.]]]
(10, 10, 1)
```

test2画像の色がピクセルごとに数値データに変換されました

「img_to_array()」はその名のとおり画像データを配列に変換する関数です.「print(type(test2_img))」を実行すると,test2_imgのデータ型が<class 'numpy.ndarray'>と表示されます.このnumpy.ndarrayというデータ型は,NumPyライブラリによって提供される配列形式であり,多次元のデータ構造を扱うことができます.2章と3章で扱ったpandasライブラリのデータフレームは,主に表形式の2次元配列を操作するのに適していますが,numpy.ndarrayはそれに加えて,3次元以上の配列も効率的に扱うことが可能です（**表1**）.

「print(test2_img)」を実行すると3次元の配列が表示され,その形状は(10, 10, 1)になっています.この配列は画像に合わせて並べ直すと**図3**のようになります.

表1 NumPyとpandasのデータ構造と使用方法

	NumPy	pandas
データ構造	多次元配列（ndarray）	2次元データフレーム（DataFrame），1次元シリーズ（Series）
対応次元数	1次元から多次元まで対応	主に1次元と2次元
主な用途	数値計算，科学技術計算	データ分析，統計処理，データクリーニング
使用例 下記リストを変換 test = [[1, 2, 3], [4, 5, 6]]	▶ # NumPy配列を作成 　import numpy as np 　test_num = np.array(test) 　test_num → array([[1, 2, 3], 　　　　　[4, 5, 6]])	▶ # データフレームを作成 　import pandas as pd 　test_pd = pd.DataFrame(test) 　test_pd → 　　0　1　2 　　0　1　2　3 　　1　4　5　6

図3 画像と配列の対応関係

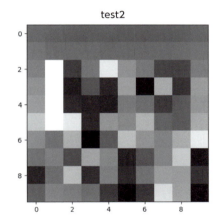

```
test2                              test2_img

[[[114.][107.][107.][107.][104.][104.][104.][107.][111.]]

 [[128.][121.][121.][121.][118.][118.][118.][118.][121.][125.]]

 [[139.][244.][74.][132.][230.][159.][135.][82.][83.][135.]]

 [[153.][243.][45.][95.][53.][170.][20.][179.][63.][163.]]

 [[161.][243.][56.][47.][42.][137.][125.][71.][102.][157.]]

 [[195.][240.][225.][51.][160.][149.][185.][110.][101.][174.]]

 [[149.][125.][182.][7.][102.][194.][158.][143.][176.][225.]]

 [[122.][141.][87.][174.][149.][46.][95.][145.][202.][30.]]

 [[47.][121.][193.][60.][143.][55.][127.][168.][165.][60.]]

 [[103.][142.][137.][122.][71.][18.][67.][219.][169.][16.]]]
```

　10×10のタイル状に並べられたピクセルが100個あり，それぞれに色のレベル（輝度）を0から255の大きさで表した数値が割り当てられています．図3の画像と配列を見比べるとより白いピクセルの数値が大きく，より黒いピクセルの数値が小さいことが分かると思います．これが(10, 10, 1)の3次元の配列で，角括弧「[ ]」が3重になっています．(10, 10, 1)の最初の「10, 10」が10×10のピクセルという意味で，最後の「1」が色のレベル（輝度）を表す数値が1つ格納されているということを意味します．

　カラー（RGB）だとどう表現されるか，同じサイズで読み込んで配列に変換してみます．

コード 5-2-4 画像サイズ(10,10), カラーでの図示と配列変換

```
test3 = load_img(
    '/content/images/test.jpg', color_mode='rgb', target_size=(10, 10))
plt.imshow(test3)
plt.show()
test3_img = img_to_array(test3)
print(test3_img)
print(test3_img.shape)
```

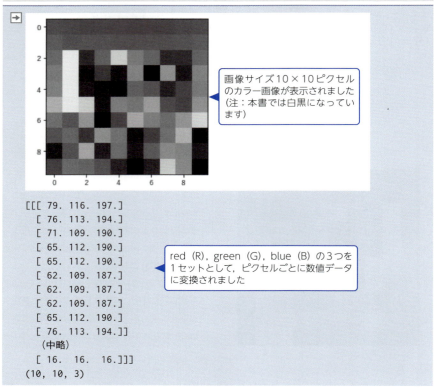

画像サイズ10×10ピクセルのカラー画像が表示されました（注：本書では白黒になっています）

```
[[[ 79. 116. 197.]
  [ 76. 113. 194.]
  [ 71. 109. 190.]
  [ 65. 112. 190.]
  [ 65. 112. 190.]
  [ 62. 109. 187.]
  [ 62. 109. 187.]
  [ 62. 109. 187.]
  [ 65. 112. 190.]
  [ 76. 113. 194.]]
  (中略)
  [ 16.  16.  16.]]]
(10, 10, 3)
```

red (R), green (G), blue (B) の3つを1セットとして, ピクセルごとに数値データに変換されました

今度もデータが[[[79. 116. 197.][76. 113. 194.]…]]]という3次元の配列になっていますが, 一番内側の括弧のデータが色のレベル（輝度）の値1つではなくRGBの3つの値になるので, 形状は(10, 10, 3)となっています. 画像データのサイズは先ほどと同様に縦10, 横10ピクセルに変換して読み込んでいます. そのため, 形状の最初の2つの数字「10, 10」は白黒のときと同じになっています. 一番内側の角括弧内の3つの数字は色を表し, red (R), green (G), blue (B) の3つの色のレベル（輝度）をそれぞれ0から255の値で表現しています. カラー（RGB）の画像と配列を重ねると図4のようになります.

図4 カラー画像と配列の対応関係

[[79.116.197.]	[76.113.194.]	[71.109.190.]	[65.112.190.]	[65.112.190.]	[62.109.187.]	[62.109.187.]	[62.109.187.]	[65.112.190.]	[76.113.194.]
[86.133.213.]	[86.123.204.]	[79.126.204.]	[79.126.204.]	[70.126.201.]	[75.124.201.]	[76.123.201.]	[76.122.208.]	[79.125.211.]	[83.130.208.]
[97.144.222.]	[248.245.226.]	[54.80.97.]	[84.140.215.]	[248.227.200.]	[201.146.115.]	[87.143.218.]	[106.76.52.]	[83.83.83.]	[93.140.218.]
[111.158.236.]	[255.243.214.]	[27.50.68.]	[119.87.72.]	[53.53.53.]	[201.162.131.]	[26.19.13.]	[210.171.138.]	[69.62.56.]	[192.154.133.]
[144.163.196.]	[255.243.214.]	[46.60.61.]	[53.44.47.]	[42.42.42.]	[155.138.84.]	[149.120.88.]	[88.72.20.]	[108.106.65.]	[181.151.127.]
[160.203.248.]	[253.241.203.]	[236.220.223.]	[51.54.37.]	[173.166.94.]	[162.157.75.]	[198.191.119.]	[123.116.46.]	[114.101.67.]	[184.175.144.]
[138.150.172.]	[149.119.95.]	[213.174.143.]	[10.6.0.]	[115.109.35.]	[212.197.128.]	[171.162.105.]	[164.143.88.]	[194.178.119.]	[219.229.218.]
[135.121.92.]	[154.142.104.]	[105.90.23.]	[187.181.103.]	[162.156.80.]	[58.49.0.]	[101.101.51.]	[158.150.87.]	[215.202.168.]	[23.34.30.]
[48.51.22.]	[127.123.98.]	[211.196.129.]	[72.65.0.]	[161.149.65.]	[61.61.7.]	[141.130.74.]	[181.173.108.]	[171.165.151.]	[60.59.65.]
[109.102.96.]	[135.150.119.]	[155.139.77.]	[135.121.92.]	[71.74.57.]	[24.19.0.]	[80.69.23.]	[232.218.189.]	[175.169.155.]	[16.16.16.]

注:図4のカラー版は,演習データDLサイトからダウンロードしたファイル内にあります.

　一番左上の青いピクセルは赤79,緑116,青197を組み合わせてできた色であり,一番右下の黒いピクセルは赤16,緑16,青16を組み合わせてできた色であることが分かります.配列に変換したこのようなデータは,インデックスを使用して抽出したいデータにアクセスすることができます.

コード5-2-5 インデックスによるデータへのアクセス

```
# (10, 10, 3)は、10行あり、その各行は10列あり、その各列に3つの色要素が格納
print(len(test3_img))        #「test3_img」の値の長さ（要素数；行数）を表示
print(test3_img[0])          #その0番行「test3_img[0]」の値を表示
print(len(test3_img[0]))     #その0番行の値の長さ（要素数；列数）を表示
print(test3_img[0][0])       #その0番行、0番列「test3_img[0][0]」の値を表示
print(len(test3_img[0][0]))  #その値の長さ（要素数）を表示
print(test3_img[0][0][0])    #その0番行、0番列、0番要素（Red）の値を表示
```

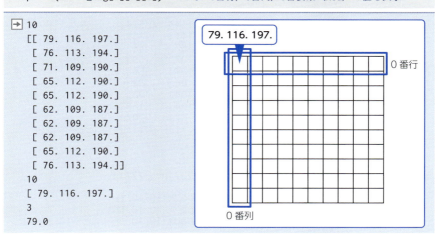

```
10
[[ 79. 116. 197.]
 [ 76. 113. 194.]
 [ 71. 109. 190.]
 [ 65. 112. 190.]
 [ 65. 112. 190.]
 [ 62. 109. 187.]
 [ 62. 109. 187.]
 [ 62. 109. 187.]
 [ 65. 112. 190.]
 [ 76. 113. 194.]]
10
[ 79. 116. 197.]
3
79.0
```

カラー画像のデータは (10，10，3) の 3 次元の配列になっているので，3 段階で各次元の要素にアクセスできます．**コード 5-2-5** の「len(test3_img)」は，「test3_img」全体の要素数（行数）を表しますので，「print(len(test3_img))」で表示すると，総行数の 10 と表示されます．次の「test3_img[0]」は「test3_img の 0 番要素（0 番行）の値」なので，「print(test3_img[0])」で表示すると，0 番行の値が配列として表示されます．各行に 10 列分のデータが存在するため，「print(len(test3_img[0]))」で 0 番行の値の長さ（要素数：列数）を確認すると 10 と表示されます．次に「print(test3_img[0][0])」で 0 番行の 0 番列の値を表示させると，「[79. 116. 197.]」のとおり配列が値として表示されます．R，G，B の 3 つの輝度のデータがそれぞれ存在するため，要素の数は「print(len(test3_img[0][0]))」により 3 と表示されます．

では複数の画像を読み込んで扱いたい場合，その形状はどのように表現できるでしょうか．画像を複数読み込んだ場合の形状は 4 次元の配列となり，(枚数，画像の幅，画像の高さ，色の数) と表現されます．例えば 10×10 の白黒画像を 3 枚読み込んで (3，10，10，1) という形状の配列に変換して test という変数に代入すると（**図 5**），test[0] は 0 番画像，test[1] は 1 番画像，test[2] は 2 番画像の画像データを表し，それぞれの配列の形状が (10，10，1) となります．このような配列に整えることで，膨大な画像データを 1 つの変数として扱うことができるようになり，その後の操作が容易になります．ここまで画像データの扱いの説明は終わりますが，まずは手を動かしてもらう方が読んだだけよりも理解しやすいと思いますので，またひと通り実行してから読み返すようにしてください．

図 5 画像を複数読み込む場合は「(枚数，画像の幅，画像の高さ，色の数)」の形状の配列にする

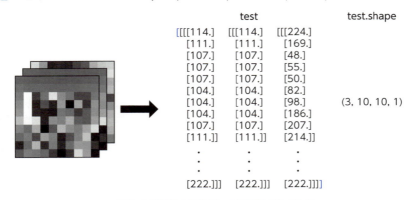

test[0]：0 番画像の画像データの配列 (10, 10, 1)
test[1]：1 番画像の画像データの配列 (10, 10, 1)
test[2]：2 番画像の画像データの配列 (10, 10, 1)

5-3 肺のX線画像の分類モデルを作成してみよう

　ここからは肺のX線画像を読み込んで深層学習に取り組んでいきます．5章-1で解凍したimagesフォルダの中にあるCOVID-NORMALフォルダにはそれぞれcovid19フォルダとhealthyフォルダが存在し，各フォルダには116枚ずつのjpgのX線写真が入っています（図6）[*1]．これらの画像をすべて読み込み，学習用データとテスト用データに分けて，それぞれ変数に代入していきます．

図6　5章-1で解凍したフォルダ「COVID-NORMAL」の内容

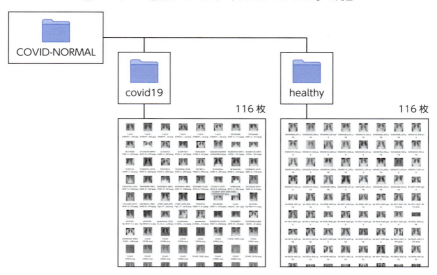

これらのファイルをすべて配列データに変換して
「x_train(232, 64, 64, 1)」と「y_train(232, 1)」を作ります

　深層学習のしくみは4章と大きく変わりません．4章では乳がんの特徴量のデータを1人分ずつニューラルネットワークに入力していましたが，本章ではX線画像の配列データを1枚ずつ入力します．つまり乳がんでは30個の特徴量から一部ないし全部

[*1] COVID-19：新型コロナウイルス感染症（COVID-19）は，2019年に初めて確認され，2020年に世界的に流行しました．この病気は，SARS-CoV-2（Severe Acute Respiratory Syndrome Coronavirus 2）というウイルスによって引き起こされ，主に肺炎を含む重篤な症状を引き起こすことがあります．

を使って乳がんかどうかを予測していましたが，X線画像では各画像の全ピクセルの数値から肺炎かどうかを予測します．**図7**のように仮に10×10ピクセルの画像サイズに変換した白黒画像が232枚あった場合，各画像に対して10×10 = 100個の特徴量があり，この100個の特徴量を元に学習して正解を予測することを目標にします．

図7 画像データにおける特徴量

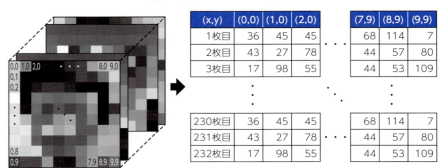

各ピクセルの色を変換した値が特徴量になります

　肺のX線画像を読み込む前に，前処理後の完成形から説明します．変数として「x_train」と「y_train」を作り，その配列の形状がそれぞれ(232, 64, 64, 1)と(232, 1)となるようにします．「x_train」は，健康な肺のX線画像116枚と肺炎のX線画像116枚，合計232枚の白黒画像を64×64の画像サイズで読み込み，1つの変数に格納したものです．「y_train」は，「x_train」のそれぞれの画像に対応した232枚の正解ラベルです．つまり，「x_train[0]」には，0番のX線画像の(64, 64, 1)という形状の配列データが格納され，「y_train[0]」には，その0番画像が健康な肺のX線画像であれば「0」，肺炎のX線画像であれば「1」が格納されます．このように**4章**同様，学習させたい特徴量のデータと正解ラベルのデータをセットで扱えるように，形を整えるのが画像データでの前処理です．

　では，この流れを踏まえて，実際にプログラムを見ていきます．以下のステップに沿って，X線画像の分類モデルを作成してみましょう．

STEP［肺のX線画像の分類モデルの作成］

① 肺のX線画像ファイルのリスト作成
② 画像ファイル数の集計と変数の作成
③ 健康な肺のX線画像の読み込み
④ 肺炎のX線画像の読み込み
⑤ X線画像のシャッフル
⑥ 深層学習モデルの作成

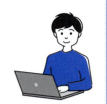

 肺のX線画像ファイルのリスト作成

コード 5-3-1 ファイル名のリストを作成

```python
import os
list_healthy = [
    i for i in os.listdir('/content/images/COVID-NORMAL/healthy')
    if not i.startswith('.')]
list_covid19 = [
    i for i in os.listdir('/content/images/COVID-NORMAL/covid19')
    if not i.startswith('.')]
print(len(list_healthy))
print(len(list_covid19))
```

```
116
116
```

　コード 5-3-1 ではhealthy と covid19 フォルダを調べてその中のファイル名のリストを list_healthy と list_covid19 という変数に格納しています．そしてそのリストの要素の数を len() 関数で出力しており，それぞれ116個の要素からなる変数であることが分かります．

　list_healthy のようなリストを作成するのに便利な方法に，**リスト内包表記**があります．リスト内包表記を使うとリストに要素を1つずつ加えるような手間をかけずにリストを作成できます．**コード 5-3-1** の [変数 for 変数 in …] の部分がリスト内包表記です．ここで，リスト内包表記によるリストの作成方法について説明します．まず，リスト内包表記のサンプル例を見てみましょう．

コード5-3-2 リスト内包表記の例1

```
example1 = [i for i in range(5)]
print(example1)
temp = [1, 3, 5, 7, 9]
example2 = [i*2 for i in temp]
print(example2)
```

```
[0, 1, 2, 3, 4]
[2, 6, 10, 14, 18]
```

　最初にexample1というリストを作成しています．print関数でexample1の値を確認すると[0, 1, 2, 3, 4]となっています．range()関数はrange(a)で0以上a未満の連続した整数のリストを作ります．[i for i in range(5)]で0以上5未満の整数のデータを順にiに代入して[0, 1, 2, 3, 4]というリストを作っています．

　example2はtempというリストから，リスト内包表記[i*2 for i in temp]で作成されます．「tempを順にiに代入してi×2のリストを作成せよ」という指示になります．tempが[1, 3, 5, 7, 9]なので順に1×2, 3×2, 5×2, 7×2, 9×2が要素のリストが作られます．ここまででなんとなくリスト内包表記のイメージがつきましたか．では次はどうでしょうか．

コード5-3-3 リスト内包表記の例2

```
temp = [1, 3, 5, 7, 9]
example3 = [i*2 for i in temp if i > 4]
print(example3)
example4 = [i*2 for i in temp if not i > 5]
print(example4)
```

```
[10, 14, 18]
[2, 6, 10]
```

　example3の前半はexample2と同様ですが，tempの後ろにさらにif i > 4が追加されています．この場合は，「tempを順にiに代入して，もしiが4より大きければi×2の形でリストを作成せよ」という指示になります．1と3は4より小さいのでリストに追加されません．5, 7, 9を2倍してリストを作成するので，[10, 14, 18]となります．example4は逆にif not i > 5で，iが5より大きくないときリストの要素とする指示になるので，iが1, 3, 5のときに条件が満たされ[2, 6, 10]のリストが作成されます．**コード5-3-4**がリスト内包表記の最後の例になります．

5-3 肺のX線画像の分類モデルを作成してみよう　　165

コード5-3-4　リスト内包表記の例3

```
temp2 = ['須藤', '佐藤', '加藤', '佐川']
example5 = [name for name in temp2 if name.startswith('佐')]
print(example5)
example6 = [name for name in temp2 if not name.endswith('藤')]
print(example6)
```

```
['佐藤', '佐川']
['佐川']
```

　example5はiの代わりにnameという変数を使用しています．temp2はすべて文字列の要素からなるリストです．temp2の要素を順にnameに代入してif以下を満たすときにnameをリストに追加します．if以下はname.startswith('佐')となっています．これは「nameが'佐'から始まる文字列のとき」という意味です．'佐'から始まる文字列は'佐藤'と'佐川'なのでこの2つを要素とするリストができます．example6ではif not name.endswith('藤')となっているので，'藤'で終わる文字列でないとき，リストに加えられます．'藤'で終わる文字列でないのは'佐川'のみなので，example6の値は['佐川']となります．以上がリスト内包表記を使ったリストの作成方法です．このように，リスト内包表記を使うと既存のリストから新しいリストを作成したり，ある条件を満たす要素だけからなるリストを作ることができます．

　それでは，**コード5-3-1**に戻って2〜4行目を見てみます．「list_healthy =」に代入する値は「[i for i in os.listdir() if not i.startswith('.')]」となっています．これは『「os.listdir()」を最初がドット「.」から始まる文字列でないときにiに追加してリストを作成せよ』という意味です．また，「os.listdir()」は，『括弧内の場所にあるフォルダおよびファイルの一覧を取得してリストにせよ』という指示です（dirはdirectoryに由来）．**コード5-3-5**でこれを確認してみましょう．

コード5-3-5　os.listdir()の確認1

```
import os
os.listdir('/content/images/COVID-NORMAL')
```

```
['healthy', 'covid19']
```

　os.listdir()の中はpathの形の文字列として指定します．「COVID-NORMAL」のフォルダの中には「healthy」と「covid19」というフォルダがあるため，出力結果は「['healthy', 'covid19']」となります．

166

コード5-3-6 `os.listdir()`の確認2

▶ `os.listdir('/content/images/COVID-NORMAL/healthy')`

→ ```
['CR.1.2.840.113564.192168196.20200431454126025l.1203801020003.jpg',
 'DX.1.2.840.113564.1722810162.20200417134736990110.1203801020003.jpg',
 'DX.1.2.840.113564.1722810162.20200420164750991860.1203801020003.jpg',
 (以下略)
```

「healthy」フォルダ内の画像ファイル名がリストで出力されました
（注：リストの順は本書とColab上で一致しない場合があります）

　フォルダ「healthy」の中には実際に116枚の画像ファイルが入っていますので，`os.listdir(' … /healthy')`で得られる結果は116枚の画像ファイル名のリストになります．**コード5-3-1**の`list_healthy`には，この`os.listdir(' … /healthy')`のリストを順に読み込んで，「.」で始まるファイル名以外をリストに加えていたことになります．

---

**memo**　隠しファイル

ファイル名がドット「.」から始まるファイルを隠しファイルと言います．隠しファイルは，アイコンやファイル名が表示されない，その名のとおり見えないファイルで，フォルダ内に紛れ込んでいる場合があります．**コード5-3-1**では，フォルダ内のファイル名を，この隠しファイルを除外して取得していたことになります．

---

## 画像ファイル数の集計と変数の作成

**コード5-3-7**　画像ファイル数の集計

▶ ```
num_healthy = len(list_healthy)
num_covid19 = len(list_covid19)
num_all = num_healthy + num_covid19
print(num_all)
```

→ 232

　コード5-3-7では画像ファイルの数を合計しています．`num_healthy`と`num_covid19`はそれぞれ`list_healthy`と`list_covid19`に含まれる画像ファイル名の数で，**コード5-3-1**で見たようにそれぞれ116です．`num_all`は`num_healthy`と`num_covid19`を足しているので合計232になります．ここでファイル名の一覧をリストの型で変数に代入しているのは，後で`for`構文を使って順番にファイルを読み込むためです．まだ何をしているのか分かりづらいと思いますが，このまま**コード5-3-8**も実行してみましょう．

5-3 肺のX線画像の分類モデルを作成してみよう　167

コード5-3-8 画像データ格納用NumPy配列の作成

```
import numpy as np
images_temp = np.zeros((num_all, 64, 64, 1), dtype=float)
labels_temp = np.zeros((num_all, 1), dtype=int)
print(images_temp.shape)
print(labels_temp.shape)
```

```
(232, 64, 64, 1)
(232, 1)
```

ここが前処理の山場になります．**コード5-3-8**では「images_temp」と「labels_temp」の2つの変数を作成しています．その形状は(232, 64, 64, 1)と(232, 1)です．気付いた方もいるかもしれませんが，前処理で作りたい最終的な変数はx_trainとy_trainで，その配列の形状も(232, 64, 64, 1)と(232, 1)です．(232, 64, 64, 1)という形状の配列に1枚ずつ画像の配列データを格納していくために，最初にすべて0の要素からなる(232, 64, 64, 1)という配列「images_temp」を作っておいて，順に画像を読み込み，grayscaleの数値に変換した配列データを代入していくという手順で，目的の配列を作成していきます（**図8**）．

図8 画像データを格納する配列の作成

	images_temp[0]	images_temp[1]		images_temp[231]	
images_temp (232, 64, 64, 1)	[[[[0.][0.]...[0.]] [[0.][0.]...[0.]] ... [[0.][0.]...[0.]]]	[[[0.][0.]...[0.]] [[0.][0.]...[0.]] ... [[0.][0.]...[0.]]]	・・・	[[[0.][0.]...[0.]] [[0.][0.]...[0.]] ... [[0.][0.]...[0.]]]	]
	labels_temp[0]	labels_temp[1]		labels_temp[231]	
labels_temp (232, 1)	[　　　　[0]	[0]	・・・	[0]	]

232
0 から 231 まで
232枚分繰り返す

画像を読み込み配列に変換

[[[202.][103.]...[10.]]
[[56.][46.]...[156.]]
...
[[5.][26.]...[234.]]]

file_array(64, 64, 1)

→

images_temp[0] = file_array で
画像の配列データを images_temp に代入

[[[0.][0.]...[0.]]
[[0.][0.]...[0.]]
...
[[0.][0.]...[0.]]]

→

[[[202.][103.]...[10.]]
[[56.][46.]...[156.]]
...
[[5.][26.]...[234.]]]

images_temp[0]

(232, 64, 64, 1) および (232, 1) という形状の配列をあらかじめ作り，
そこに画像データの配列およびラベルの値を代入していきます

`np.zeros()`は，括弧の中に配列の形状を指定して，要素0からなる任意の配列を作る関数です．試しに**コード5-3-9**で値を見てみると，すべての要素が0となっていることが確認できます．

コード5-3-9 画像データ格納用NumPy配列の値の確認

```
print(labels_temp)
print(images_temp[0])
```

```
[[0]
 [0]
 [0]
 (中略)
 [0]
 [0]]
[[[0.]
  [0.]
  [0.]
  (中略)
  [0.]
  [0.]]]
```

`labels_temp`，`images_temp[0]`ともに，すべての要素が0であることが確認できました

STEP 3 健康な肺のX線画像の読み込み

では，画像を読み込んでいきましょう．1枚ずつ順番に読み込んで，grayscaleの値による配列に変換して，「`images_temp`」に代入していくという同じ作業を繰り返すのでfor構文を使用します．健康な肺のX線画像と肺炎のX線画像が別のフォルダに入っているため，`for`構文で2回同じ作業を行います．まずは，健康な肺のX線画像を読み込むため**コード5-3-10**を実行します．このコードはおそらく今までのコードよりも少し時間がかかると思います．

5-3 肺のX線画像の分類モデルを作成してみよう **169**

コード 5-3-10 画像の読み込み（list_healthy）

```python
path_healthy = '/content/images/COVID-NORMAL/healthy'
for i in range(num_healthy):
    file = f'{path_healthy}/{list_healthy[i]}'
    file_img = load_img(
        file, color_mode='grayscale', target_size=(64, 64),
        interpolation='lanczos')
    images_temp[i] = img_to_array(file_img) / 255
    labels_temp[i] = 0
```

→ （出力なし）

1行目では，healthyまでのフォルダの場所（path）が長いので，「path_healthy」という変数に文字列データとして代入しています．2行目から8行目が健康な肺のX線画像116枚を読み込む作業です．

2行目でrange(num_healthy)としていますが，**コード 5-3-7**で作成した変数num_healthyは116という数値データなので，ここでは0から115までを順にiという変数に代入してforの処理内容を実行します．つまり3行目から8行目に書かれた内容を116回繰り返すことになります．3行目の前に4行目を確認します．4行目では，load_img()関数で画像ファイルを「file_img」に読み込んでおり，括弧の中の引数で，ファイル名，カラーモード（白黒：grayscale），画像サイズ(64, 64)，画像サイズを変換する際の補完方法（lanczos）を指定しています．ここで再度整理すると，「for i in range(116):」で「list_healthy[i]」を繰り返すと，0から115の順にファイル名を取得できます．

---

memo **フォーマット文字リテラル**

コード 5-3-10の3行目のファイル名は「'/content/images/COVID-NORMAL/healthy/list_healthy[i]'」と指定してもよさそうですが，実はこれではエラーになります．「list_healthy」は変数ですが，「' '」の中にそのまま変数名を入れて「'list_healthy[i]'」としてしまうと，「list_healthy」の中のi番の要素ではなく，単に「'list_healthy[i]'」という文字列として認識されてしまうからです．文字列として扱うための「' '」の中に変数名を入れて，変数として認識させるためには，3行目のように「' '」の前にfを入れて，変数を「{ }」で囲う必要があります．このような書き方をフォーマット文字リテラルと言います．**コード 5-3-11**が参考例です．

5
肺の画像分類にトライ

> **コード5-3-11** 「f'{変数名}'」の例

```
name = '須藤'
print('name')
print(f'{name}')
print('私の名前はnameです')
print(f'私の名前は{name}です')
```

```
name
須藤
私の名前はnameです
私の名前は須藤です
```

コード5-3-10の3行目のpath_healthyは「'/content/images/COVID-NORMAL/healthy'」、「list_healthy[i]」はファイル名なので、3行目の「file = f'{path_healthy}/{list_healthy[i]}'」は、『「/content/images/COVID-NORMAL/healthy/」フォルダ内にある、画像ファイル名が「list_healthy[i]」の値であるファイルを、「file」という変数に代入せよ』というコードになります。

7行目の左側は**コード5-3-8**で作成したimages_tempです。「images_temp[i] = (i番の画像のデータ)」とすることで、すべて0だったimages_tempの(64, 64, 1)形状の配列データを、画像の配列データに置き換えています。右側を見ると「img_to_array(file_img) / 255」となっています。「img_to_array(file_img)」では**コード5-2-3**、**コード5-2-4**と同じように画像データをimg_to_array()関数で配列データに変換しています。今回は白黒画像なので、grayscaleの値が1つだけの配列データになります。そのデータを255で割っているのは正規化という処理です。

8行目はimages_temp[i]に対応する正解ラベルlabels_temp[i]を作成しています。健康な肺のX線画像に0、肺炎のX線画像に1というラベルを割り当てたいため、ここではすべてのlabels_temp[i]に0を代入しています。**コード5-3-8**であらかじめlabels_tempはすべて0の要素からなる配列を作成しているため実際にはこの行はなくても問題ありませんが、分かりやすさを考慮して記載しています。

---

memo 　**正規化**

NumPy配列に四則演算を行うとすべての要素に対して同じ四則演算が実施されます。今回は(64, 64, 1)形状の$64 \times 64 \times 1 = 4096$個のすべての要素に対して、255で割るという処理を行っています。正規化というのはデータを扱いやすいように整える処理です。今回扱っている画像データは白黒のためすべて0から255の数値データなので、255で割るとすべてのデータが0以上1以下の値に変換されます。

5-3 肺のＸ線画像の分類モデルを作成してみよう 171

コード5-3-12で，変換後の1枚目の配列データを確認すると，すべての要素が0以上1以下の小数の値に変換されていることが分かります．

> **コード5-3-12** images_tempの変換後の値

▶ `images_temp[0]`

→ array([[[0.09411765],
　　　　　[0.03529412],
　　　　　[0.03921569],
　　　　　...,
　　　　　[0.20392157],
　　　　　[0.15294118],
　　　　　[0.13725491]],
　　　　（中略）
　　　　[[0.03529412],
　　　　　[0.01960784],
　　　　　[0.04705882],
　　　　　...,
　　　　　[0.15686275],
　　　　　[0.07058824],
　　　　　[0.01568628]]])

正規化によって，すべて0以上1以下の値に変換されました（注：配列データの値は本書とColab上で一致しない場合があります）

肺炎のＸ線画像の読み込み

続いて同様のfor構文でcovid19のフォルダも読み込みます．実装コードは**コード5-3-13**のとおりです．

> **コード5-3-13** 画像の読み込み（list_covid19）

```
path_covid19 = '/content/images/COVID-NORMAL/covid19'
for i in range(num_covid19):
    file = f'{path_covid19}/{list_covid19[i]}'
    file_img = load_img(
        file, color_mode='grayscale', target_size=(64, 64),
        interpolation='lanczos')
    images_temp[i + num_healthy] = img_to_array(file_img) / 255
    labels_temp[i + num_healthy] = 1
```

→ （出力なし）

フォルダがhealthyからcovid19になるため，path_covid19としてpathを設定し直しています．**コード5-3-10**のhealthyではimages_temp[0]からimages_temp[115]までの配列を置き換えました．covid19では残りのimages_temp[116]からimages_temp[231]までの116枚分の配列データを置き換えるので，images_tempのインデックス番号は「i + num_healthy」となり，値は「images_temp[i + num_healthy]」で表せます（num_healthyは116です）．

次にラベルを作成していきます．今回は健康な肺のX線画像を0，肺炎のX線画像を1とラベル付けします．つまりhealthyの画像に対応するlabels_tempは0，covid19の画像に対応するlabels_tempは1となるようにします．もともとlabels_tempはすべて0の要素からなる(232, 1)形状の配列として作成しているので（➡**コード5-3-8**参照），healthyの方は何もしなくてもラベル付けできている状態です．covid19の方は，最後にlabels_temp[i + num_healthy] = 1とすることで，labels_temp[116]からlabels_temp[231]までの0をすべて1に置き換えています．**コード5-3-14**で変換後の値を確認してみましょう．

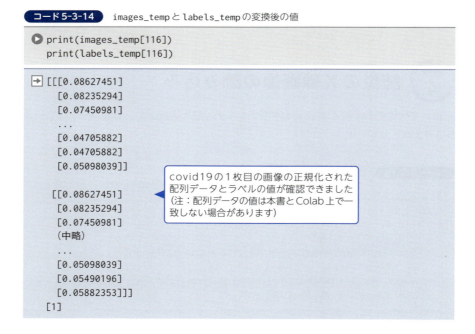

コード5-3-14 images_tempとlabels_tempの変換後の値

```
print(images_temp[116])
print(labels_temp[116])
```

```
[[[0.08627451]
  [0.08235294]
  [0.07450981]
  ...
  [0.04705882]
  [0.04705882]
  [0.05098039]]

 [[0.08627451]
  [0.08235294]
  [0.07450981]
  （中略）
  ...
  [0.05098039]
  [0.05490196]
  [0.05882353]]]
[1]
```

covid19の1枚目の画像の正規化された配列データとラベルの値が確認できました（注：配列データの値は本書とColab上で一致しない場合があります）

images_temp[116]は，インデックスが116番つまりcovid19の1番目の画像データになりますが，healthyのデータ同様に0以上1以下の値の要素からなる(64, 64, 1)

形状の配列になっています．これに対応する labels_temp[116] は [1] となっていることが確認できました．

STEP 5 X線画像のシャッフル

ここまでで，images_temp と labels_temp には，それぞれ (232, 64, 64, 1) と (232, 1) の形状で，232枚の画像のデータと正解のラベルが作成できたことになります．これで前処理を終わりにしたいところですが，最後に1つだけ処理を加えます．このままだと前半分がすべて健康な肺のX線画像，後ろ半分がすべて肺炎のX線画像となっているため，順番をシャッフルしておきます．まずは**コード5-3-15**を実行してみましょう．

コード5-3-15　0から231までの数字の配列を作成

```
num_list = np.arange(num_all)
print(num_list)
```

```
[  0   1   2   3   4   5   6   7   8   9  10  11  12  13  14  15  16  17
  18  19  20  21  22  23  24  25  26  27  28  29  30  31  32  33  34  35
  36  37  38  39  40  41  42  43  44  45  46  47  48  49  50  51  52  53
  54  55  56  57  58  59  60  61  62  63  64  65  66  67  68  69  70  71
  72  73  74  75  76  77  78  79  80  81  82  83  84  85  86  87  88  89
  90  91  92  93  94  95  96  97  98  99 100 101 102 103 104 105 106 107
 108 109 110 111 112 113 114 115 116 117 118 119 120 121 122 123 124 125
 126 127 128 129 130 131 132 133 134 135 136 137 138 139 140 141 142 143
 144 145 146 147 148 149 150 151 152 153 154 155 156 157 158 159 160 161
 162 163 164 165 166 167 168 169 170 171 172 173 174 175 176 177 178 179
 180 181 182 183 184 185 186 187 188 189 190 191 192 193 194 195 196 197
 198 199 200 201 202 203 204 205 206 207 208 209 210 211 212 213 214 215
 216 217 218 219 220 221 222 223 224 225 226 227 228 229 230 231]
```

np.arange() 関数は引数に入れた数字の1次元の配列を作る関数です．「num_all」は，**コード5-3-7**で設定したとおり画像総数の232なので，「num_list = np.arange(num_all)」を出力した結果は，0から231までの連続した整数の要素からなる配列になります．では**コード5-3-16**でこの要素の順番をシャッフルしてみましょう．

コード5-3-16 NumPy配列をシャッフルする

```
np.random.seed(111)
np.random.shuffle(num_list)
print(num_list)
```

> 0 から 231 までの連続した整数の
> 順番がシャッフルされました

```
[155 159 132 206 145  18  73  55 205  11 222 202  38  83  56  65 148 219
 158 144  39 128  63 100  23  81 176 115  35 192 102 120  49   9 122 214
   3 116 154 228  71  25 184 150 171  85  67   0 183 111   2  30  47 129
 117  26  15  57 180 125   6 191  52  41  29  24 226 189  87 194 153 223
  99  58 167 104 109 156 114 230 126 175  92  43  76  16 136 172 130 216
  93  22 146  79 127  45 181 106 168 138 211 224 231  95  36 208 188  90
  60 152  98  53 227  44  20  80 163 124   8  70 151  77  72  82 213 113
 149 142 190  46 178 225 218 110   5 107 164  32 174 143 101  34  48  61
  96 133  89 161  51 141 195 119  27 121  42  91 165 221  75  62 196 105
 182 209 135 160  33  69 207 131 140 215   1  64  94 203 134 201 179 123
 187 103 177 139  74  17   4 220  59 166  97 147 170 137 157  68  50  13
 198  88  31  78 197 173 217 186 204  37 200  54  21 162  14  28 112 193
  10  12   7 185 199  40 210 118  66 169  19  86 229 212 108  84]
```

　NumPy配列の要素をシャッフルするには「np.random.shuffle()」を使用します．引数にシャッフルしたい配列を指定することで，要素をランダムにシャッフルできます．「np.random.shuffle()」を実行すると元の配列「num_list」自体が変更されるため，変数に代入するという書き方にはせず，そのまま「np.random.shuffle(num_list)」のみを1行で書きます．このような元のデータ（今回のnum_list）を変更するような操作（メソッド）を破壊的操作（メソッド）と言います（覚える必要はありません）．

　さて，1行目の「np.random.seed(111)」は何をしているでしょうか．コンピュータ上で乱数を発生させるときは，元になる数字を与えます．慣例的にこれを乱数の種（**シード**または**シード値**）と言います．シード値を変えると違うパターンの乱数を発生させることができます．**コード5-3-16**の1行目は乱数のシード値を固定する指示です．シード値の指定を省略するとシステム時刻の値がシード値として使われるため，毎回違う乱数が発生し，実行結果はバラバラになります．「np.random.seed(任意の数字)」で毎回同じ乱数を発生させることができます．もちろん「111」である必要はなく，好きな数字を入れることができますが，「111」を入力すれば本書と同じ実行結果になるはずです．

　これで順番がシャッフルされたnum_listという配列ができました．最後にこのシャッフルされたnum_listの順番に従って，images_tempとlabels_tempの画像データの順番を並べ替えてx_trainとy_trainに代入します．

5-3 肺のＸ線画像の分類モデルを作成してみよう　175

コード5-3-17　　images_tempとlabels_tempの配列をシャッフルする

```
print(labels_temp[0:10])
x_train = images_temp[num_list]
y_train = labels_temp[num_list]
print(y_train[0:10])
print(x_train.shape)
print(y_train.shape)
```

```
[[0]
 [0]
 [0]
 [0]
 [0]
 [0]
 [0]
 [0]
 [0]
 [0]]
[[1]
 [1]
 [1]
 [1]
 [1]
 [0]
 [0]
 [0]
 [1]
 [0]]
(232, 64, 64, 1)
(232, 1)
```

> images_tempとlabels_tempの配列をシャッフルし，x_trainとy_trainに代入しました

> 試しにy_train（正解ラベル）の先頭10個を出力すると，確かにシャッフルされていることが分かります

　NumPy配列では，インデックスとしてリスト形式で順番を指定すると，その順番で値を並べ替えることができます．**コード5-3-17**では先ほど作成した0から231までのランダムな数字の列であるnum_listをインデックスにして，x_trainとy_trainのデータをシャッフルしています．**コード5-3-18**にインデックスを指定して配列の中を並べ替える例を挙げます．

コード 5-3-18 NumPy配列の要素を並べ替える

```
array1 = np.array([10, 20, 30, 40, 50])
print(array1)
order = [3, 2, 0, 4, 1]
array2 = array1[order]
print(array2)
```

```
[10 20 30 40 50]
[40 30 10 50 20]
```

　array1は5つの要素からなるので，インデックスは0，1，2，3，4の5つです．この順番を3番，2番，0番，4番，1番の順に並べ替えたい場合は，「array1[[3, 2, 0, 4, 1]]」のとおり，「array1[…]」のインデックス「…」として，順番を示すリスト「[3, 2, 0, 4, 1]」を指定すればよいのです．この**コード 5-3-18**と同じ操作を**コード 5-3-17**の2行目と3行目で実行しています．

　コード 5-3-17の1行目と4行目で，それぞれ実行前と実行後の正解ラベルを先頭10個だけ表示しています．実行前の先頭10枚分を1行目の「labels_temp[0:10]」で参照すると，最初の116枚はすべて健康な肺のX線画像でしたので，すべて「0」と表示されます．一方，実行後の先頭10枚分を4行目の「y_train[0:10]」で参照すると，「0」と「1」がランダムになっており，シャッフルされていることが分かります．もちろん形状は変わらず，x_trainは(232, 64, 64, 1)で，y_trainは(232, 1)です．

　長くなりましたが，これで232枚の画像をすべて読み込み，x_trainとy_trainが作成でき，前処理は終了です．ここからは前章と同様に，深層学習のモデルの作成と学習に移っていきましょう．

STEP 6 深層学習モデルの作成

　深層学習モデルでも，前章と同様にMLP（多層パーセプトロン）を実装します．まずは4章の**図12**を再掲します（**図9**）．4章の乳がんのデータでは説明変数を並べた1次元配列が入力となるので，説明変数の数が入力層のニューロンの数になり，1人ずつのデータをモデルに入力していきました．本章のX線画像データの場合は，**図10**のように入力は画像のピクセルになり，1枚ずつのデータをモデルに入力していくことになります．まず，画像サイズが64×64ピクセルの画像を，64×64＝4096個の配列データに変換し，これを1次元配列としたものを入力します．つまり，入力層のニューロン数は4096個となります．それ以外の中間層や出力層の考え方は4章と変わりません．

　では，4章のモデルとの違いを意識しながら**コード 5-3-19**を実行してみましょう．

5-3 肺のX線画像の分類モデルを作成してみよう

図9 ニューラルネットワークを使ったモデルの作成（4章図12の再掲）

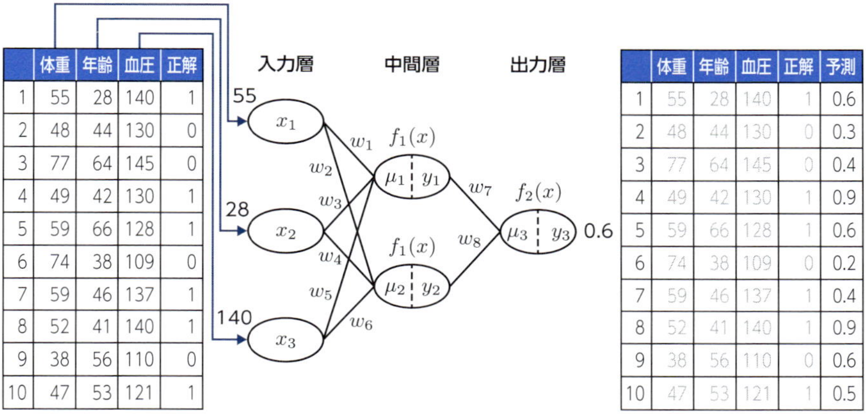

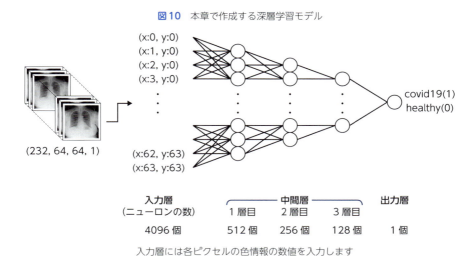

ニューラルネットワークにはデータが1組ずつ入力されます．
入力層のニューロンの数は1つのデータが持つ説明変数の数と一致します

図10 本章で作成する深層学習モデル

入力層には各ピクセルの色情報の数値を入力します

コード5-3-19 深層学習モデルの作成

```python
from keras.models import Sequential
from keras.layers import Dense, Flatten

model = Sequential()
model.add(Flatten(input_shape=(64, 64, 1)))  # 配列を1次元に変換
model.add(Dense(512, activation='relu'))     # 中間層1層目を作成
model.add(Dense(256, activation='relu'))     # 中間層2層目を作成
model.add(Dense(128, activation='relu'))     # 中間層3層目を作成
model.add(Dense(1, activation='sigmoid'))    # 出力層を作成
model.compile(
    loss='binary_crossentropy', optimizer='Adam',
    metrics=['accuracy'])                     # 学習方法の設定
model.summary()
```

```
Model: "sequential_1"

Layer (type)              Output Shape          Param #
=================================================================
flatten_1 (Flatten)       (None, 4096)          0

dense_4 (Dense)           (None, 512)           2097664

dense_5 (Dense)           (None, 256)           131328

dense_6 (Dense)           (None, 128)           32896

dense_7 (Dense)           (None, 1)             129


=================================================================
Total params: 2262017 (8.63 MB)
Trainable params: 2262017 (8.63 MB)
Non-trainable params: 0 (0.00 Byte)
```

今回のモデルの概要が出力されました

　4章の**コード4-3-8**や**コード4-4-2**と比較すると多くの部分は変わらないことが分かります．唯一違う点は，4行目でFlatten()という関数が使われていることです．

　順番に見ていきましょう．1，2行目はKerasの中の必要な関数を読み込んでいます．Sequential，Denseは4章でも使用したモジュールです．ここではkerasのlayersモジュールの中のFlattenという関数を新たに読み込んでいます．「Sequential()」を読み込んでmodelという変数に代入している点は同じです．

　4行目から層を追加していきますが，「model.add()」の中に出てくる「Flatten()」は多次元の配列を1次元に変換する関数です．4章で中間層の1つ目を作る際は，「model.add(Dense(次の層のニューロンの数, input_shape=(入力するニューロンの数,), activation=活性化関数))」としていました．このときは入力する配列が最初から1次元の形状だったので「Dense()」で入力層と中間層を全結合で繋ぐことができたの

ですが，今回は入力する配列が(64，64，1)の3次元の形状であるため，そのまま使用することができません．そこで(64，64，1)の形状の3次元配列を，$64 \times 64 \times 1 = 4096$の1次元配列，つまり，(4096，)の形状の1次元配列に変換する必要があり，それを「Flatten()」関数を使って4行目で変換しています．

　出力結果のサマリーを見ると，最初の層である「flatten_1 (Flatten)」の形状「Output Shape」が「(None，4096)」となっていることが確認できます．このときは1次元にしているだけで，重みやバイアスはまだ存在しないため，「Param #」は「0」となっています．その後の作業は4章と同様です．4096個のニューロンから512個→256個→128個と少しずつ減らして最終的に出力層のニューロンを1個にします．4章との違いは中間層のニューロンの数が多いだけです．重みとバイアスの合計は2262017個です．このモデルを使って学習を行いましょう．

　学習は，4章の**コード4-3-9**と同じように「モデル名.fit()」でオプションを指定して行います．4章と異なる点は，特徴量，正解ラベル，バッチサイズ，エポック数の他にvalidation_splitを0.2に指定しているところです（**コード5-3-20**）．validation_splitを指定すると，任意の割合で学習用のデータの一部を分割して，検証用のデータとして学習させることができます．今回は0.2にしているので，232枚のデータのうち，186枚を学習用（重みとバイアスの更新用），46枚を検証用に分割して学習を行います．まずは実行してからその挙動を確認していきましょう．

コード5-3-20　学習の実施

```
result = model.fit(
    x_train, y_train, batch_size=32, epochs=100, validation_split=0.2)
```

```
Epoch 1/100
6/6 [==============================] - 1s 68ms/step - loss: 1.1240 - accuracy: 0.5243 - val_loss: 0.8047 - val_accuracy: 0.5319
Epoch 2/100
6/6 [==============================] - 0s 27ms/step - loss: 0.7685 - accuracy: 0.5568 - val_loss: 0.8231 - val_accuracy: 0.5319
Epoch 3/100
6/6 [==============================] - 0s 32ms/step - loss: 0.8426 - accuracy: 0.4865 - val_loss: 0.9073 - val_accuracy: 0.5319

                              （中略）

Epoch 98/100
6/6 [==============================] - 0s 33ms/step - loss: 0.2652 - accuracy: 0.8919 - val_loss: 0.3977 - val_accuracy: 0.8085
Epoch 99/100
6/6 [==============================] - 0s 31ms/step - loss: 0.2450 - accuracy: 0.8919 - val_loss: 0.4107 - val_accuracy: 0.7872
Epoch 100/100
6/6 [==============================] - 0s 31ms/step - loss: 0.2095 - accuracy: 0.8973 - val_loss: 0.4720 - val_accuracy: 0.8298
```

注：モデルを作成する度に重みとバイアスが変わるため，本書とColab上の出力結果は一致しません（以降の**コード5-3-21～5-4-1**も同様）

出力結果を見ると，4章と同様にEpoch 1/100からEpoch 100/100まで学習過程が表示されています．ただし，今回は検証用データを分けているため，lossとaccuracyだけでなく検証用データの誤差と正解率が，それぞれval_lossとval_accuracyとして表示されています．このように検証用データについてはエポックごとに誤差と正解率が算出されます．図11に学習の流れを示します．

図11　コード5-3-20によって行われる学習の流れ

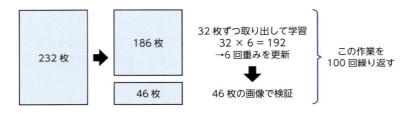

232枚すべてを使用した場合，1エポックで32枚ずつ取り出して誤差と正解率を計算するので4章と同じになります．ただし今回は2割を検証用データとして使用するため，186枚が学習対象となります．つまり32枚ずつ取り出して学習し，6回重みとバイアスを更新すると，32 × 6 = 192で186枚の学習対象をすべて使用したことになります．この後，分割していた検証用46枚で誤差と正解率を算出します．これで232枚すべて使用したので1エポックが終了します．この作業を100回繰り返します．

では，なぜ検証用のデータをあえて分ける必要があるのでしょうか．仮に分割しなかった場合，このAIのモデルは232枚のデータを使って正解率を上げて誤差が小さくなるように学習していきます．言い換えると，232枚の画像を正しく予測できるように学習していきます．しかし，このAIモデルの最終ゴールは232枚を正しく予測することではありません．未知の新しいデータに対して高い精度で予測できなければ良いモデルとは言えません．このような未知のデータにも対応できる能力を**汎化性能**と言います．一方，2章-4でも触れたように，特定の学習用データにのみ過剰に適合して学習してしまうことを**過学習**と言います．汎化性能と過学習はトレードオフの関係になっています．エポックごとに，学習に使用していないデータで検証することで，学

習用データに偏って学習していないか，汎化性能を確認しながら学習できるのです．学習が終わったら**コード5-3-21**を実行して学習過程を確認しましょう．

コード5-3-21 学習過程の図示

```python
import matplotlib.pyplot as plt
plt.plot(result.history['accuracy'], label='accuracy')
plt.plot(result.history['val_accuracy'], label='val_accuracy')
plt.legend()
plt.show()
plt.plot(result.history['loss'], label='loss')
plt.plot(result.history['val_loss'], label='val_loss')
plt.legend()
plt.show()
```

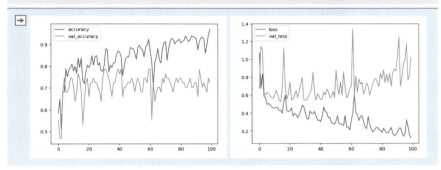

accuracyとval_accuracy，lossとval_lossがそれぞれ1つの図の中に表示されています．この図から何が分かるでしょうか．正解率の図を見ると，学習するにつれて，学習用データの結果であるaccuracyが増加し，精度が上がっていることが分かります．右肩上がりで終わっているのでエポック数を増やすとさらに精度が上がるかもしれません．しかし検証用データの結果であるval_accuracyを見ると精度が右肩上がりになっていないことが分かります．

誤差の結果はどうでしょうか．学習用データの結果であるlossは順調に右肩下がりになっているので，誤差が小さくなるようにうまく学習できているようですが，検証用データの結果であるval_lossは，最初のわずかなエポックだけ誤差が減少しているものの，それ以降はむしろ右肩上がりに誤差が大きくなってしまっており，うまく学習できていないことが分かります．このように検証用データを用意することで，汎化性能を失っていないか，過学習が起きていないかを確認することができます．

この過学習が起きる原因の詳細な説明は本書では割愛しますが，主な原因として，データ量が不足している，（データ量に対して）モデルが複雑すぎる，データに偏りが

あるなど，データの品質が悪い場合や，学習時間が長すぎるなど，学習プロセスに問題がある場合が考えられます．ここでは，過学習を抑制するのに有効なDropoutと呼ばれるしくみを加えて再度学習してみます．

コード5-3-22 Dropoutを加えて過学習を防ぐ

```python
from keras.models import Sequential
from keras.layers import Dense, Flatten, Dropout # Dropout関数を追加

model = Sequential()
model.add(Flatten(input_shape=(64, 64, 1)))
model.add(Dense(512, activation='relu'))
model.add(Dropout(0.5))                          # Dropoutの層を追加
model.add(Dense(256, activation='relu'))
model.add(Dropout(0.5))                          # Dropoutの層を追加
model.add(Dense(128, activation='relu'))
model.add(Dense(1, activation='sigmoid'))
model.compile(
    loss='binary_crossentropy', optimizer='Adam', metrics=['accuracy'])
model.summary()
result = model.fit(
    x_train, y_train, batch_size=32, epochs=100, validation_split=0.2)
```

```
Model: "sequential_3"

 Layer (type)                Output Shape              Param #
=================================================================
 flatten_3 (Flatten)         (None, 4096)              0

 dense_12 (Dense)            (None, 512)               2097664

 dropout_4 (Dropout)         (None, 512)               0

 dense_13 (Dense)            (None, 256)               131328

 dropout_5 (Dropout)         (None, 256)               0

 dense_14 (Dense)            (None, 128)               32896

 dense_15 (Dense)            (None, 1)                 129

=================================================================
Total params: 2262017 (8.63 MB)
Trainable params: 2262017 (8.63 MB)
Non-trainable params: 0 (0.00 Byte)
_____

Epoch 1/100
6/6 [==============================] - 2s 82ms/step - loss: 1.3922 - accuracy: 0.5027 - val_loss: 2.2760 - val_accuracy: 0.5319
Epoch 2/100
6/6 [==============================] - 0s 45ms/step - loss: 1.8755 - accuracy: 0.4703 - val_loss: 0.6451 - val_accuracy: 0.6596
Epoch 3/100
6/6 [==============================] - 0s 48ms/step - loss: 0.9577 - accuracy: 0.5676 - val_loss: 0.9044 - val_accuracy: 0.5319
```

(以下略)

コード5-3-22では，モデルの作成から学習の実行までを1つのセルで指示しています．先ほどと違う点は，2行目でDropoutという関数を新たに読み込んで，6行目と8行目に「model.add(Dropout(0.5))」という層を追加している点です．学習が終わったら，そのまま**コード5-3-23**で学習過程の図示まで行います．このコードは**コード5-3-21**と全く同じ内容ですのでコピーしてしまって大丈夫です．

> **コード5-3-23** Dropoutを加えた学習過程の図示

```
import matplotlib.pyplot as plt
plt.plot(result.history['accuracy'], label='accuracy')
plt.plot(result.history['val_accuracy'], label='val_accuracy')
plt.legend()
plt.show()
plt.plot(result.history['loss'], label='loss')
plt.plot(result.history['val_loss'], label='val_loss')
plt.legend()
plt.show()
```

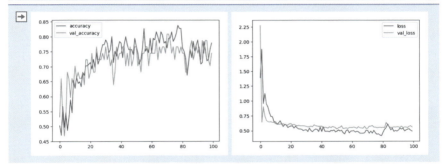

今度はDropoutを加える前と異なり，正解率も誤差も，学習用データの結果と検証用データの結果が似た経過をたどっており，過学習が起きていないことが分かります．

Dropoutは，設定した確率でランダムに学習時のニューロンからの出力を0にする手法で，今回は「Dropout(0.5)」としているので50％の確率で出力が0になります（**図12**）．この操作は推論（予測）のときには適用されず，学習時にのみ適用されます．出力が0になったときのニューロンは学習に寄与しないので，これにより特定のニューロンの評価だけに依存しすぎることを避けて，データの本質的な構造を捉えた学習を促し，より頑健なモデルを構築できます．

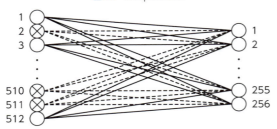

図12 Dropoutとは

過学習を防ぐための対策の1つで，
設定した確率で学習時のニューロンからの出力を0にする手法

5-4 未知のデータが肺炎かどうかを予測

　本章の最後に，今回作成したモデルで未知のデータの予測を行ってみましょう．最初に解凍したimagesフォルダには，「NORMAL.jpg」と「covid.jpg」という健康な肺のX線写真と肺炎のX線写真が1枚ずつ用意されているので，この画像を用いて予測を行います．予測は「モデル名.predict(配列)」で行います（図13）．

> **コード 5-4-1**　新たな画像での分類

```
img1 = img_to_array(load_img(
    '/content/images/covid.jpg',
    color_mode='grayscale', target_size=(64, 64))) / 255
img2 = img_to_array(load_img(
    '/content/images/NORMAL.jpg',
    color_mode='grayscale', target_size=(64, 64))) / 255
check = np.zeros((2, 64, 64, 1))
check[0] = img1
check[1] = img2
prob = model.predict(check)
print(prob)
```

```
1/1 [==============================] - 0s 120ms/step
[[0.97903436]
 [0.3056929 ]]
```

図13　コード5-4-1による未知データの分類とその結果

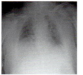
covid.jpg

NORMAL.jpg

model.predict() で肺炎の確率を予測

```
1/1 [==============================] - 0s 120ms/step
[[0.97903436]
 [0.3056929 ]]
```

covid.jpg が肺炎である確率が 0.97903436，
NORMAL.jpg が肺炎である確率が 0.3056929 と予測

　1～3行目と4～6行目では，それぞれ「covid.jpgまたはNORMAL.jpgをgrayscaleの64×64のサイズで読み込んで，配列に変換して255で割り，img1とimg2という変数に格納せよ」という指示を書いています．7行目では，**コード5-3-8**と同じように，2枚の画像の格納用にcheckというNumPy配列を作り，8行目，9行目でcheck[0]とcheck[1]に1～6行目で作成したimg1とimg2を代入しています．予測に用いる学習済みのモデルであるmodelは(232, 64, 64, 1)の配列であるx_trainで学習しました．予測する画像データも，同じように64×64のgrayscaleで配列に変換し，255で割ることで条件を揃える必要があります．これで2枚の画像を配列に変換した(2, 64, 64, 1)という形状のcheckという変数ができました．

　予測を実行しているのが10行目です．2枚の画像の「肺炎である確率」が出力された結果をprobという変数に代入しています．probの値を確認すると2つの要素からなる2次元のNumPy配列になっていて，「[[1枚目が肺炎である確率], [2枚目が肺炎である確率]]」の2次元の配列を取得することができます．肺炎の画像であるcovid.jpgが肺炎である確率は97.903436%，健康な肺の画像であるNORMAL.jpgが肺炎である確率は30.56929%で，逆に言うと69.43071%の確率で健康と予測しており，予測がおおむね正しいことが分かります．

　皆さんの結果はいかがでしたか．今回使用した画像は合計232枚であまり多くないため，精度にばらつきがあるかもしれません．本書と同じような結果にならない場合は，**コード5-3-22**から再度実行してみてください．最初の重みとバイアスの値は乱数で決まるので，結果は初期値に依存し，毎回違う結果になります．

　また，本章は一番基本的なMLP（多層パーセプトロン）の実装のみを行っています

が，中間層の数や各層のニューロンの数，エポック数，バッチサイズ，活性化関数の種類，損失関数と最適化アルゴリズムの種類など，他にもさまざまな組み合わせを検討することができます．MLP以外にも多くの深層学習のモデルが存在し，現在も活発に新たなモデルが開発されています．本書を通して深層学習の基本的なしくみを理解し，皆さんのデータサイエンス・AIへの興味，さらなる探求のきっかけとなることを祈っております．

課題

(解答例はp.12参照)

1 本章で使用したtest.jpgを読み込み，200×200ピクセルのカラー画像を表示してください．

2 上記200×200ピクセルのtest.jpgのデータを配列に変換し，上から数えて100ピクセル目，左から数えて100ピクセル目の数値データが何か調べてください．

3 深層学習のモデルを，中間層1層目のニューロン数を512個，2層目のニューロン数を256個，3層目のニューロン数を128個，4層目のニューロン数を64個，5層目のニューロン数を16個とするモデルに変更して，summary()でモデルの要約を出力してください．その際にモデルの中にDropoutを含めてください．

4 上記モデルを使って，batch_sizeを16，epochsを300，validation_splitを0.15にして学習を実行してください．

5 上記結果の学習過程を折れ線グラフで描画してください．

進化する深層学習
——その発展の歴史と未来

展望

　最近では，AIについて見聞きしたり利用したりしない日はない，と言っても過言ではありません．しかしそのしくみについて詳しく知っている人は少ないと思います．それはAI技術の基幹をなす「深層学習」の歴史がまだ10年ほどしかなく，正規の教育を受けた人がほとんどいないからです．本書が深層学習入門の役割を果たせればと願っています．

脳神経にヒントを得た深層学習

　深層学習は，神経細胞や神経網を模倣した機械学習手法です．4章でも解説があったように，脳神経にヒントを得て，ネットワークを形成した人工ニューロン（神経）を**神経網（ニューラルネットワーク）**と呼びます．神経細胞が次の神経細胞に情報を伝えるように，神経網でも層（レイヤ）の概念があり，順伝播型神経網では入力層→中間層（隠れ層）→出力層というように単一方向／順方向に信号が伝播します．**深層学習**（Deep Learning）とは一般的には3層以上の神経網を指します．我々は，訓練やリハビリなどでより良い神経回路網を作り，能力を向上させることができます．それと同様に，神経網でも学習させて神経の結合強度（パラメータ）を変化させ，問題解決能力を持つようなモデルを作ることができます．初めは乱数で回路が作られて生まれたての赤ちゃんのように何もできませんが，教師あり学習では出力した値と与えられた正解との誤差をネットワークの出力側から入力側に逆伝播し，パラメータを更新して学習します．

　神経細胞は，樹状突起を介して他の多くの神経細胞から信号を受け取り，軸索を介して他の神経細胞に伝達します．人工神経細胞は，前の層の人工神経細胞から信号を受け取り，次の層の人工神経細胞に送信します．具体的には，前層の神経細胞の各出力信号にそれぞれ別個の**重み係数**をかけて重み付けし，活性化の閾値として**バイアス**と呼ばれる数を加え，**活性化関数**を通した後に出力するというしくみです．**誤差**（loss）とは，深層学習ネットワークからの最終出力と，**正解**（ground truth）または**教師データ**（label）と呼ばれる期待される出力との差です．**誤差逆伝播法**（backpropagation）は，誤差がゼロに近づくように重み係数とバイアスを変更する学習過程です．誤差逆伝播を繰り返し，入力を与えれば正解が出力されるようなネットワークが形成されていきます．理論的に多変量解析は，係数が理論的に計算されることを除けば，1層の神経網と同等です．深層学習では，多層化することでより複雑な分析が可能になります．

AI（深層学習）の進化

2010年，**画像分類**の国際コンテスト ImageNet Large Scale Visual Recognition Challenge（ILSVRC）が始まりました[*1]．コンピュータに1000種類に分類された120万枚の画像を用いて学習させ，20万枚の画像を分類させて精度を競うものです．

2012年のILSVRC[*2]で深層学習を使ったSupervisionチームが誤答率16%と低く，他の方法を使ったチームでは最善でも誤答率26%であったため[*3]非常に注目され，翌年以降の上位チームはほとんど深層学習を利用するようになりました．Supervisionチームの AlexNetは8層で，「畳み込み」，誤差逆伝播が行いやすくなる**活性化関数「ReLU」**，過学習を防ぐ**Dropout**などがあります[*4]．**畳み込み**（CNN，convolution neural network）は画像認識で重要なしくみで，簡単に言うとパターン認識です．入力層では簡単なパターン（輪郭など）を認識し，層が進むにつれて複雑なパターンを認識するようになり（線→丸，四角→目→顔），最終的に人の顔を認識するようになります．

2014年のILSVRCではGoogLeNet（22層）が1位となり誤答率は6.7%でした．層数を増やすと精度が上がることが広く認識され始めました．詳しくは述べませんが **Inception module** や **Global Average Pooling** が導入されました．

2015年のILSVRCでは152層のResNetが1位となり，誤答率は3.6%でした．人間の誤答率は5.1%と言われていますので，人よりも正確に判定できるようになりました．これだけ層を直列に重ねたら誤差の逆伝播が奥には届かなくなり学習ができなくなってしまいます．そこで**残差ネットワーク**（Residual neural network）が考え出されました．ある層の神経網はその層を通過する際の変化分を学習し（残差学習），前層からの出力に神経網の出力を足して次層に渡すネットワークで，深い層でも誤差逆伝播を行うことができるようになりました．この残差コネクションは，脳でも実在することが後になって明らかになっています．なお，ILSVRCは2017年で終了しました．

同じく2015年には**バッチ正規化**（batch normalization）が発表され[*5]，ネットワーク構成がより進歩しました．

さらにこの年に**U-Net**が発表され[*6]，**物体位置特定**（Segmentation）ができるようになりました．顕微鏡像から各細胞を分離することが可能になったのです．「畳み込み」で物体の存在を明らかにし，「逆畳み込み」と元画像を用いて輪郭を決める原理です．

[*1] https://www.image-net.org/challenges/LSVRC/2010/

[*2] https://www.image-net.org/challenges/LSVRC/2012/

[*3] https://www.image-net.org/static_files/files/ilsvrc2012.pdf

[*4] https://www.image-net.org/static_files/files/supervision.pdf

[*5] https://arxiv.org/pdf/1502.03167.pdf

[*6] https://arxiv.org/pdf/1505.04597.pdf

現在では**物体検出**（画像の中から複数の物体の分類と位置特定）が動画でもできるようになっています.

2014年に「敵対的生成ネットワーク（Generative adversarial networks, GANs)」の論文が発表されました[*7]. これが画像生成AIの元となりました. 現在では2020年発表の**拡散モデル**[*8]を用いて動画も生成できるようになっています.

2015年に**強化学習**（Reinforcement learning)[*9]と**Deep Q-Network**（DQN)[*10]が発表されました. 教師データによる明確な「答え」は提示されず「行動の選択肢」と「報酬」が提示され, 報酬は「各行動」に対してではなく,「連続した行動の結果」に対して与えられます. 初期にはテレビゲームを自動的に行うAIや世界チャンピオンを破ったアルファ碁などで試されていましたが, 現在では車の自動運転などに応用されています.

2017年に**Transformer**が発表され[*11], AIに変革をもたらしました. 畳み込みを使わず**Attention**と呼ばれる注目する部分を選ぶしくみを利用したモデルで, 翻訳のために生み出されましたが, 現在では質問への答え, 文章の要約, 分類, 画像生成, 音声認識, 音声合成など広く用いられるようになっています. Transformerはエンコーダーとデコーダーに分かれています. エンコーダーは文章の解釈を行いベクトルに変換します. 例えば英語日本語翻訳の英語解釈部分を担当します. この部分を取り出したものの例が**BERT**です. このベクトルは, 似たような意味なら類似しますので2つのベクトルの内積を計算することによって両文章の意味類似度が計算できます. またベクトルの向きから楽しいとか寒いなど感情も分かります.

デコーダーは元来はベクトルから文章の生成を行い, 例えば英語日本語翻訳の日本語出力部分を担当していました. この部分を取り出したものが**GPT**です. GPTではベクトルの入力はなく, プロンプト（prompt）から次に来る単語を予測し, その結果を使ってさらにその次の単語の予測を繰り返して, 文を作ります.

大規模言語モデル（Large Language Models, LLM）とは言語モデルのうち計算量, データ量, モデルパラメータ数を大規模化したものです. パラメータが1000億を超えるモデルをLLMとすることが多いです. モデルが一定以上大きくなると, 急激に性能が向上[*12]します. ChatGPT（GPT-3.5）は1750億パラメータ, GPT-4は非公開ですが1.76兆パラメータと言われています.

[*7] https://arxiv.org/abs/1406.2661

[*8] https://arxiv.org/abs/2006.11239

[*9] doi: 10.1038/nature14540

[*10] doi: 10.1038/nature14236

[*11] https://arxiv.org/pdf/1706.03762.pdf

[*12] https://arxiv.org/pdf/2206.07682.pdf

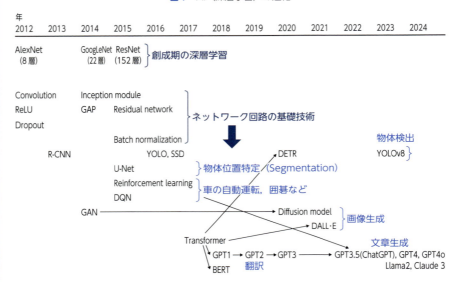

図1 AI（深層学習）の進化

　これまで述べてきたように短時間でAIは発達してきています．内容の深化はもちろんですが，さまざまな新しい分野が生まれてきています．海外では天才達が豊富な資金とコンピュータ，ビッグデータを用いて切磋琢磨してしのぎを削っています．そのため進歩が早く，6ヶ月経つと違う世界になっています．本の内容もあっと言う間に古くなり，確立したAI教育教材は存在しません．

　医学教育における臨床能力の評価法としてMillerの三角があります．能力レベルを，①Knows（存在を知っている），②Knows How（どのように行うか知識として知っている），③Shows How（行うことができる），④Does（現場で実際に行える），の4つに分けています．これをAIに当てはめてみると医療系のほとんどの人は④Does（プログラミングしてアプリケーションを作る）のレベルを目指す必要はないと思います．まず広く浅くさまざまなモデルについてその存在を知って（①Knows），皆さんの目的とする研究や事業には何が利用できるかのアイデアを出してください．そして利用したいAI分野についての最新知識を身につけられる（②Knows How）とよいと思います．それ以上のことは専門家と共同研究したり，ソフトウェア会社に外注することも可能だと思います．

Topics

医療とAIのこれから

Topics

1 AIによる未来医療のための ロードマップ

清水 秀幸

　これまで見てきたように，AIはすぐにでも使い始めることができ，歯の本数（1章）や糖尿病データ（2章），そして肺のX線写真の分類（5章）まで，医療を学び始めた今からでもさまざまなAIを作れることが分かりました．意外とAIはとても身近なものなんだ，ということを感じていただきました．本稿ではそれがどう研究や医療の現場で使われているのか2つの例をお示しし，さらに本書を読み終えた後にどのように勉強していけばそれらの実践的な医療AIに近づけるか，いわばロードマップをお示しします．

AIを使って患者さんの層別化を行う

　病気の患者さんを正しく診断することはどんな病気でも大事ですが，それだけではなくどれくらい進んだものなのか，それを区別することもとても重要です．例えばこのがんの患者さんがどれくらい再発しやすいのかということをAIを使って事前に予測できれば，治療やその後の経過フォローをどのようにすればいいのか，患者さんごとに最適化できるでしょう．

　私たちはまさにこの問題に取り組んできました．一例として乳がんの研究を取り上げます．乳がん患者さん1万近くの遺伝子発現データを統計科学とAIを融合して解析し，わずか23個の遺伝子のみから10年後の予後を既存のどの手法よりも精密に予測できるシステムを構築しました[1]（図1左）．この手法は日経新聞やNHKなどのメディアにも取り上げられ，現在は検査会社と共同で精密に検査する方法を開発している途中にあります．

　もう1つ別の研究例として，筆者らはがんの免疫療法に関するAI研究を行いました．免疫チェックポイント阻害薬（2018年ノーベル賞）はがん治療に大きな革命をもたらしましたが，現在の問題点は，この治療法は非常に高額（年間1000万円以上になることも）でありながら，奏効率が2割程度しかなく，残り8割の患者さんに全く効果がないということにあります．また，さまざまな副作用もあります．そのため，免疫チェックポイント阻害薬が効く人を事前に正確に予測したいわけです．筆者らは肺がん患者さんの治療前の遺伝子発現情報のみから免疫チェックポイント阻害薬の有効性を予測するAIを構築しました[2]．詳細は割愛しますが，ベイジアンネットワークをベースに独自に考案したアルゴリズムであり，医療AIで求められる「なぜAIはその

ように判断したのか」をしっかりと説明できるようにしています．本研究の筆頭著者は医学生ですが，筆者はオンライン研究をしたい学生も募集している[3]ので情熱のある学生さんは遠慮なくご連絡ください．

AIを使って治療薬を開発する

医療の歴史において，薬の開発は非常に重要であり続けてきました．古くは薬草など自然界に存在するものを見つけ利用してきており，化学の発展とともに成分そのものを抽出したりさまざまな官能基をつけたりして薬として使うということが行われています．そして現在，この数千年にわたる人手を介した創薬とは一線を画した，AIによる創薬が空想ではなく少しずつ現実のものになりつつあるのです．

一例として，筆者らは治療標的タンパク質のアミノ酸配列のみから自動的にその阻害剤を見出すことができるAIであるLIGHTHOUSEを開発し，抗がん剤や生活習慣病治療薬，あるいはコロナウイルス感染症治療薬まで，さまざまな疾患においてAIが提示した薬の候補に本当に治療効果があることを実験で証明してきました[4]．端的に言うと，LIGHTHOUSEは化合物とタンパク質をそれぞれの性質を保持したまま数値ベクトルに変換する第一段階と，その第一段階で得た数値ベクトル間に「薬とタンパク質の関係があるか」を判定する第二段階からなり，その両者をAIで行っています．本書の5章でAIが画像解析に使えるということを学びましたが，その応用として，薬の構造を頂点と辺からなるグラフとみなした解析ができます．つまり創薬AIといえど本書がすべてのスタートになっているということです．この研究は社会的インパクトが非常に大きく，テレビや新聞等で大々的に取り上げられています．

また，近年は「中分子」と呼ばれるこれまでの薬よりも大きな分子（核酸やペプチドなど）が新しい創薬モダリティとして注目されていますが，筆者らは中分子のデザインもAIで行うことに成功していて，例えば脳梗塞治療薬や，多剤耐性菌に有効な新しいペプチド抗菌薬などを自動で設計できる生成AIも開発しています（米国特許出願中）．

未来の医療を創るためのロードマップ

さて，最後に本書をスタート地点として今後どのようにAIを学んでいけばいいのかを考えてみましょう（**図1右**）．まず，現在のAI開発の現場ではプログラミング言語Pythonが広く使われていることから，ある程度系統的にPythonを勉強してほしいと思います．書店に行けばたくさんの本がありますが，本書の読者の多くは医療を学ぶ学生でしょうから，できれば医療やそれを支える生命科学の題材を使ってPythonを学習していくとよいでしょう．そのためのうってつけの本が，『独習 Python バイオ情報解析』（羊土社，2021年）です．これでひと通りのPythonを身につけたら，次に医療や生命科学の題材を使ってAIを学んでください．拙書の紹介で恐縮ですが，『Python

で実践 生命科学データの機械学習』（羊土社，2023年．以後「赤Python」）は日本語で読めて生命科学や医療のAIをコードつきで学べる（本書執筆時点では）唯一の書籍です．本書と比べるとレベルが少し高いですが，全国の意欲的な医療系学生はこの書籍で勉強しているので是非読者にもチャレンジしてほしいと思います．ご参考までに，赤Pythonのおよそ3分の1は皆さんと同じ医療系の学部生がAIを勉強しながら執筆しています．タイトルは「生命科学データ」ですが，例えば「正常」と「がん」の識別とか，「マラリア感染細胞はどれか」，それに創薬データなど，医療系のトピックスもふんだんに盛り込まれています．ここまでで標準的な医療AIについては十分に独学で身につけることができるはずです．

図1 AIを自在に扱える次世代の医療者になるために
（左）医療AIは医師と同等以上に正確に治療効果の予測ができる
（右）本書を卒業した後のロードマップ

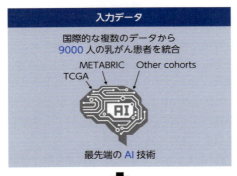
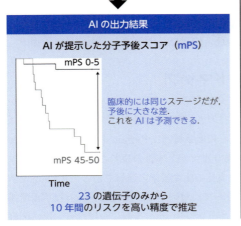
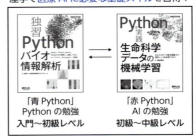

ただ，この分野は非常に進歩が早いです．読者が医療現場に出て医療のquestionを自分で見つけそれに取り組む際には，先行研究（最先端の論文）を自分で調べて理解する必要があります．いかにして論文を読むのかというスキルは書籍からは身につけることができません．そこで，より高みを目指す読者には隔週のオンライン勉強会Biomedical Data Science Club（以下，BDSC）[5]をオススメします．BDSCは学部生・修士課程の大学院生のためだけの勉強会で，NatureやScienceをはじめトップジャーナルに掲載された最新の論文を題材に生命科学・医療領域の生きたデータサイエンスを学ぶことができます．基本的に学部生（と筆者）しかいないので，「こんな初歩的すぎること聞いて大丈夫かな」という遠慮は一切不要で，1時間半の勉強会のうち論文紹介は30分のみでそれ以外は活発に質問や補足が行われています．必ずしも毎回AIだけを扱っているわけではないですが，生物/医療情報学・統計科学等を含む広範なデータサイエンスを学ぶことは，読者が将来活躍する上で大きな助けとなるでしょう．医療系・生命科学系だけでなく，工学系や数理・情報科学系など，多様な専攻の学生が在籍しているため耳学問で多くの知見を学べます．随時BDSCメンバー募集中なので，興味がある意欲的な読者はBiomedical Data Science Clubと検索するかこちらのURL[5]からアクセスしてください．

本書で学んだように，AIはとても身近なところにありながら，非常に大きな可能性を秘めています．若い皆さんが本書を最初のきっかけとして赤PythonやBDSC等でAIを学び，医療現場に出た暁には一緒にAIを活用して未来の医療を創っていけるのを楽しみにしています．

文献・URL

1) Shimizu H & Nakayama KI：A 23 gene-based molecular prognostic score precisely predicts overall survival of breast cancer patients. EBioMedicine, 46：150-159, 2019

2) Hozumi H & Shimizu H：Bayesian network enables interpretable and state-of-the-art prediction of immunotherapy responses in cancer patients. PNAS Nexus, 2：pgad133, 2023

3) AIシステム医科学分野【清水研】：学生時代にオンラインで研究して論文発表してみませんか？（https://shimizuhideyuki-lab.org/online-research/）

4) Shimizu H, et al：LIGHTHOUSE illuminates therapeutics for a variety of diseases including COVID-19. iScience, 25：105314, 2022

5) AIシステム医科学分野【清水研】：学生のみなさん、オンライン勉強会に参加しませんか？（https://shimizuhideyuki-lab.org/biomedical_datascience_club/）

Topics	**2** 医療における 意思決定のために

髙橋 邦彦

日常における意思決定とデータ・確率

　私たちは，多くの場面において統計データや確率に基づいた意思決定を行い，それに従って行動しています．

　例えば，風邪をひき薬局でかぜ薬（総合感冒薬）を購入する場面を考えてみましょう．街のドラッグストアには複数メーカーの総合感冒薬が市販されており，同じメーカーでも「鼻症状」「のど症状」「熱症状」を前面に出した別々の商品や，それぞれ"プラス"や"プレミアム"などの名前がついたものなど，数多くの薬が店頭に並べられています．私たちはこれら多数の候補の中から今回購入し服用する薬を選ぶことになりますが，その際，体温，自覚症状や，以前その薬を服用して症状が緩和された，もしくはあまり効果が感じられなかったなどの経験，さらに店頭での宣伝や口コミなど，さまざまな情報をもとに選択を行っているのではないでしょうか．言い換えれば，入手できるさまざまな情報（データ）をインプットとして，自分自身に最適と思われる薬を選択するという「意思決定」を行っていることになり，その意思決定のためには，各薬の自分に対する効果，すなわち服用したときに症状が和らぐと期待される「確率」を無意識に見積もり，その確率がより高い薬を選択して購入するという行動をとります．

　この一連の流れは，いわゆるAIシステムによる選択や意思決定の流れと同じであり，むしろ私たちの「意思決定」をデータと数値で表して構築されるのが，まさにAIということになります．

医療におけるエビデンス

　「喫煙はがんの原因になる」ということは医療の専門家でなくてもよく知られています．国立がん研究センターがん情報サービス（ganjoho.jp）によれば「日本の研究では，がんになった人のうち，男性で約24%，女性で約4%はたばこが原因だと考えられています．また，がんで亡くなった人のうち，男性で約30%，女性で約5%はたばこが原因だと考えられています．」と説明されています．この文章から喫煙ががんの原因になるという因果関係が研究から明らかにされ，科学的なエビデンスとなっていることが読み取れます．

一方，ここに書かれた文章，数字をきちんと理解すると，喫煙してもがんにならない人や，喫煙しなくてもがんになる人もいるということに気付きます．つまり「喫煙はがんの原因である」と言っても，「喫煙した人が全員必ずがんになっている」と言っているわけではありません．がんの予防には喫煙しないことが効果的であることは明らかにされていますが，それは喫煙をしないから絶対にがんにならないと言っているのではないことを私たちは理解しておく必要があります．このような状況で「喫煙はがんの原因になる」というエビデンスを導き出すためには，データと統計学の力が必要となってきます．

比較して評価する〜統計学の役割

ある症状を持つ患者さんに対して，薬剤Aがその症状を改善する効果があるかどうかを確かめることを考えてみましょう．

147人の症状を持つ患者さんが薬剤Aを服用したとき，そのうち一定期間内に93人の症状が改善し，54人は改善しませんでした．このとき改善割合は93/147 = 63.3%となります．しかし，この63.3%が高いのか低いのかは絶対的な基準がないので判断できず，この改善割合だけで「薬剤Aには効果がある」と言うことはできません．薬剤Aに症状を改善する効果があることを示すには，薬剤Aを服用しなかった場合と比べて，この改善割合がきちんと高くなっていることを示す必要があります．

今，症状を持つ別の患者さんで薬剤Aを服用しなかった145人のうち51人の症状が改善したとします．つまり薬剤Aを服用しなかったとしても35.2%の患者さんは症状が改善したのですが，薬剤Aを服用することによって63.3%に改善割合が高くなることが期待され，薬剤Aには症状を改善する効果があることが示唆されます（**表1**）．

表1 薬剤Aを服用した患者さんの症状の改善割合

	人数	症状改善	症状非改善	改善割合
薬剤A服用あり	147	93	54	93/147＝63.3%
薬剤A服用なし	145	51	94	51/145＝35.2%

けれど，この結果はたった1回の調査データから得られたものであることに注意しなくてはいけません．もしも再度，別の147人（薬剤A服用あり），145人（薬剤A服用なし）で調べ直せば，改善する人数はそれぞれ異なり，改善割合も変化することが容易に予想できます．そのため，これらの結果の変動（不確実性，ばらつき）を考慮した評価をするため適切な統計学的評価が必要となります．実際，**表1**のデータに統計学的仮説検定（Fisher's exact test）を適用すると，薬剤Aの服用あり群と服用なし群の改善割合には統計的有意差（p-value＜0.0001）が認められ，薬剤Aにはこの症

状を改善する効果があるという結論を下すことができます.

　なお質の高いエビデンスを得るためには，目的に応じて適切なデータを収集するための研究デザインや評価指標，そして最適なデータ分析を行うための統計解析手法の検討などが必要となってきます．それらを用いた医学研究，疫学研究によって医療のエビデンスが構築され，医療の実践に生かされることになります.

結果を解釈して判断する

　2019年12月中華人民共和国湖北省武漢市において最初に確認された新型コロナウイルス感染症（COVID-19）は，その後全世界に流行が拡大しました．この新たな感染症に対するワクチン開発が望まれる中，2020年11月，米製薬会社ファイザーが，独ビオンテックと共同開発する新型コロナウイルスワクチン候補の臨床試験データの最終分析で，その有効性が95%であったとの発表を行いました．95%という高い「有効性」が示されたことから世界中で大きく報道され，その後，多くの人々がこのワクチンを接種することとなりました．このワクチンを接種するかしないか，私たちが適切な意思決定を行うためには，ここでの95%の有効性が何を示しているのか，どのようなデータからどのように計算されていたのかを理解しておくことが必要です.

　この臨床試験の結果は2020年12月に論文として公表されており[1]，その結果は**表2**のようになっていました．ワクチンを2回接種した18,198人のうち，接種から7日後以降にCOVID-19の感染発生者は8名で，発生割合は0.044%でした．一方，ワクチン非接種だった18,325人の中での感染発生者は162名であり，発生割合は0.884%でした．このとき(0.884 − 0.044)/0.884を計算すると，その値が95.0%となります．このことはワクチン非接種の場合には全体の0.884%の人が感染を発生するものの，その人たちがワクチンを接種していたとすれば感染割合は0.044%に低減されるので，"0.884%のうちの95%"の感染発生を防ぐことができるということを表しています[*1]．つまりワクチン非接種の人全体の中で1,000人のCOVID-19感染者が出たと仮定したとき，もし非接種の人全員がワクチンを接種していたとすれば，1,000人の感染者の95%である950人はその感染を防ぐことができたということになり，これがここでの有効性95%の解釈になります.

---

*1　実際には追跡期間を考慮した発生率から計算されていますが，ここではワクチン接種群と非接種群の追跡期間に大きな差がないため，発生割合からの計算とほぼ同じ値になります.

Topics 2　医療における意思決定のために　**199**

表2　2回目の接種から7日後以降のワクチンの有効性（文献1より作成）

	人数	感染発生	感染非発生	感染発生割合
ワクチン接種	18,198	8	18,190	8/18,198 = 0.044%
ワクチン非接種	18,325	162	18,163	162/18,325 = 0.884%
計	36,523	170	36,353	

　一方，**表2**を見ると，そもそもワクチン非接種群において100% − 0.884% = 99.116%の人はCOVID-19の感染を発生していない結果となっています．つまり個々人の感染を考えた場合，ワクチンを接種しなくても感染しない確率は99%以上であったことになります．

　それでは私たちはワクチンを接種する意味はないのでしょうか？　これを公衆衛生学的な観点から大規模な集団で考えてみましょう．例えば人口100,000,000人の大規模な集団を考えた場合，全員がワクチンを接種しないとすれば，**表2**の結果に基づくと884,000人もの感染者が発生します．しかしこの人口全員がワクチンを接種すれば感染者は44,000人に抑えることができます．つまり個人の感染とともに社会全体の感染者低減を考えた場合，ワクチン接種には大きな意味が出てくることになると言えるでしょう．

　医療分野のエビデンスを実践するためには，そこで示される結果やその解釈をきちんと理解し，自身の意思決定に繋げることが重要になってきます．

医学的観点・臨床的側面からの判断

　最後に私自身が医療データを用いた研究を行う際に，常に心に留めているエピソードを紹介したいと思います．医療現場において，生死に直結するほどの重篤な状態の患者さんに対し，ある負担の大きい治療をすべきかどうかの判断を迫られる場面があります．その判断の手助けになることを目指して，患者さんの症状や検査値から，その負担の大きな治療を行った場合にその患者さんが予後良好となるか，予後良好にならない（予後不良もしくは死亡）かを予測するAIアルゴリズムの開発を検討しました[2]．またこのアルゴリズムは，その患者さんが"この治療を行っても予後良好とならない確率"を予測することができるものとなっています．

　この開発研究の中で私たちは「予後良好とならない確率がいくつだったら，その治療を行わないという判断をするか？」という議論を行いました．ある臨床医が「予後良好とならない確率が90%であれば，治療を行わなくてもよいと考える」という考えを述べました．一般に90%という値は十分に高い確率であり，私たちも納得できるものでした．

　一方，臨床経験の長い別の臨床医が「予後良好とならない確率が95%だと言われて

も，予後良好となる可能性が5%あるのであれば，その治療を行うと判断するかもしれないし，予後良好となる確率が1%と言われても治療を行うかどうか悩むかもしれない」と発言しました．実際の医療現場における意思決定が，決して確率や数値だけではないことの難しさを表しています．

　もちろん前述の例の薬剤Aのように60%以上の改善割合があれば十分という場面も多くあり，同じ数値でもその解釈は状況に応じて変わってきますが，人の健康や生命を扱う医療分野において，最終的な判断をするのは医療者や患者さんを含めた医療の現場になります．その判断に役立つ十分かつ詳細な情報・ツールを提供するのがデータサイエンスや統計学，AIに求められる大きな役割であり，それらの示す情報を正しく解釈し，得られた結果・結論が医学的観点から妥当で意味があるかなどを十分に吟味しながら，医療における最善の意思決定に繋げていくことが今後ますます重要となってくるでしょう．

文献

1) Polack FP, et al：Safety and efficacy of the BNT162b2 mRNA Covid-19 vaccine. N Engl J Med, 383：2603-2615, 2020

2) Nishikimi M, et al：External validation of a risk classification at the emergency department of post-cardiac arrest syndrome patients undergoing targeted temperature management. Resuscitation, 140：135-141, 2019

Topics 3 公共データベースを用いたオミクス解析

鎌谷 高志，池田 貞勝

公共データベースの重要性と活用方法

公共データベースとは，科学的な研究データが集められ，一般に公開されているオンラインのリソースです．これらのデータベースは，遺伝子配列，疾患に関連する臨床データなど，さまざまな種類の生物学的および医学的情報を含んでいます．公共データベースは，科学コミュニティ内での情報共有を促進し，研究者が既存のデータを再利用して新しい発見を行うことを目的に作成されているので，多くのデータがオープンアクセス，つまり誰でもインターネット経由でデータにアクセスし，利用することができます．医療系有資格者・研究者にとって，これらのデータベースは，研究の成果の質・頑健性を高めるだけでなく，臨床的な意思決定においても有益な情報源となりえます．

本稿では，医療系有資格者・研究者の公共データベースの利用を促すために，公共データベースを利用する際に直面する課題を取り上げ，利用しやすいデータベースやポータルサイトを紹介し，研究分野での公共データベースを活用した研究事例，臨床現場での公共データベースの実践事例を述べていきます．

公共データベースの利用に関するハードルと課題

医療系の有資格者や研究者が公共データベースを利用する際に直面する複数のハードルを説明します．

まず，公共データベースの種類やその特性に関する知識が不足していることが挙げられます．公共データベースには，多種多様なデータが含まれており，初学者にとってはどのデータベースを利用すべきかを判断することは難しいでしょう．

次に，公共データベース内のデータセットの構造や内容が複雑であることがハードルとなります．データベースの中には，特殊な形式で保存されているデータもあり，解釈には特定のデータ解析技術が必要です．

また，統計学に関する知識不足も関係します．医療従事者および研究者は，臨床スキルや医学知識に長けていますが，必ずしもデータサイエンスや統計学に精通してはおらず，自身の仮説に対する解析手法が分からない可能性があります．

初学者向けの有用なデータベースと解析ツールの紹介

　今回，特に初学者に価値のあるデータベースを選んで一覧にしました（**表1**）．分類欄において，「公共データベース」とはデータセットを保管するアーカイブを指し，「ナレッジデータベース」とは特定分野の詳細情報やデータを集約し組織化したデータベースを意味します．また，「ポータルサイト」とは，さまざまな遺伝子やデータへのアクセス，探索，可視化，解析をサポートするウェブベースのツールです．分類に関しては内容の重複があることをご了承ください．また，有償でないと十分な機能が得られないデータベースや内容が重複するデータベースに関しては，記載していません．

　GEO，GTEx，TCGA，CCLEは自分が興味を持ったデータセットが保存されている公共データベースです．特にGEOは多様な前処理済みのデータが保存されており，自分の研究に関係するデータセットがあればすぐに利用できるでしょう．gnomAD，jMorp，ClinVar，OMIM，COSMIC，OncoKB，JCGAなどは，それぞれ対象が違いますが多様な遺伝子変異とそれに関連する表現型情報や予後，生物学的意義などが集積されたナレッジデータベースです．一方で，ポータルサイトは医療系の有資格者や研究者が最初に利用する上で便利なサイトです．がん領域，その他の領域でのポータルサイトを表に入れていますので，医療系学部の学生を含めた読者においては，興味を持った遺伝子などを是非検索してみてください．

　なお，UCSC Xena Platformには，TCGAを含めた複数の公開がんオミクスデータとそれに関連する臨床データがテキストエディタやExcelで読める形式でまとめて保存されていますので便利です．本稿では，データ解析や統計学の手法についてはページ数の制約上取り上げません．データ解析手法に関しては本書別章や引用[1][2]が初学者に分かりやすい内容となっています．

Topics 3 公共データベースを用いたオミクス解析 **203**

表1 代表的な公共データベース

分類	データベース・ポータルサイト名	URL	概要
公共データベース	Gene Expression Omnibus (GEO)	https://www.ncbi.nlm.nih.gov/geo/	さまざまな生物学的状態や実験的条件におけるマイクロアレイ，次世代シーケンシングなどの遺伝子発現データを収集するデータベースであり，すでに解析済みの扱いやすいデータの登録も多い.
公共データベース/ポータルサイト (健常者)	The Genotype-Tissue Expression (GTEx) /GTEx Portal	https://gtexportal.org	約1,000人の健常人死亡ドナーから取得された54の組織部位と2つの細胞株にまたがる多量なDNA，RNAサンプルを含むデータベース. GTEx Portalはそのポータルサイト.
公共データベース (がん)	The Cancer Genome Atlas (TCGA)	https://www.cancer.gov/ccg/research/genome-sequencing/tcga	33種類のがんにまたがる包括的ながんゲノムプログラムであり，多層オミクスデータおよび対応する臨床データを持つデータベース.
公共データベース (がん)	Cancer Cell Line Encyclopedia (CCLE)	https://sites.broadinstitute.org/ccle/	多様ながん細胞株に関する遺伝的および抗がん剤などに対する薬理学的反応の情報を提供する包括的なデータベース.
ナレッジデータベース (健常者)	The Genome Aggregation Database (gnomAD)	https://gnomad.broadinstitute.org	世界各地の多様な集団のデータを集約し，主に健常者のヒト集団における遺伝的多様性の情報を提供するデータベース.
ナレッジデータベース (健常者)	Japanese Multi Omics Reference Panel (jMorp)	https://jmorp.megabank.tohoku.ac.jp	東北大学東北メディカル・メガバンク機構 (ToMMo) が公開している日本人多層オミクスデータベースであり，他のデータベースでは数が少ない日本人健常人集団のデータが多量にあることが特徴.
ナレッジデータベース	ClinVar	https://www.ncbi.nlm.nih.gov/clinvar/	ヒトゲノムの変異と疾患などの表現型の関係性の情報を集積している包括的なデータベースであり，各変異に関連する表現型やエビデンスなどのアノテーションがついていることが特徴.
ナレッジデータベース (遺伝性疾患)	Online Mendelian Inheritance in Man (OMIM)	https://www.omim.org	遺伝性疾患に関する包括的なデータベースで，遺伝性疾患に関連する遺伝子，突然変異，表現型情報が含まれるデータベース.
ナレッジデータベース (がん)	Catalogue Of Somatic Mutations In Cancer (COSMIC)	https://cancer.sanger.ac.uk/cosmic	がんにおける体細胞変異に関するさまざまなアノテーションを提供している世界最大級のデータベース. 特定のがんタイプや環境要因がDNAに与える影響をまとめて，Mutational Signaturesとして提供していることも特徴.
ナレッジデータベース (がん)	A Precision Oncology Knowledge Base (OncoKB)	http://oncokb.org/	標準化された形式でがんの特定の体細胞分子変異の生物学的意義，予後などに関する臨床情報のアノテーションデータベース.

（次ページへ続く）

（前ページからの続き）

分類	データベース・ポータルサイト名	URL	概要
ナレッジデータベース（がん）	日本版がんゲノムアトラス（JCGA）	https://www.jcga-scc.jp/ja	日本人がん患者約5,000症例の全エクソン解析の結果に基づいた遺伝子変異情報やそのアノテーションを提供しているデータベース．日本語で記載されているため扱いやすい．
ポータルサイト（がん）	c-BioPortal	https://www.cbioportal.org	TCGAを含めた大規模ながんゲノムデータセットのDNA変異，遺伝子発現などさまざまな情報を臨床パラメータとともに視覚化，解析，ダウンロードができるポータルサイト．
ポータルサイト（がん）	UCSC Xena Platform	https://xena.ucsc.edu	カリフォルニア大学サンタクルーズ校（UCSC）が管理するTCGA，GDC，その他の公開がんゲノムリソースを探索し，ウェブブラウザ上で視覚化し解析ができるポータルサイト．
ポータルサイト	AstraZeneca Phenome-Wide Association Studies（PheWAS）Portal	https://azphewas.com	UK Biobankの全エクソンシーケンスデータを用いて得られた，特定の遺伝的変異が多様な表現型（症状や疾患など）に与える影響の情報を登録しているポータルサイト．
ポータルサイト	VarSome	https://varsome.com	gnomADやClinVar，COSMICなど複数の公開データベースからの情報を集約して，さまざまな遺伝子の変異情報や疾患への関連性，治療法，文献などのデータを提供するポータルサイト．

研究分野での公共データベースを活用した研究事例

　公共データベースを研究に利用する方法は大きく3つに分類できます．これらは①自分たちの研究結果の補足・検証，②自分たちの研究だけでは得られない多種多様な公開データベースを組み合わせて新たな知見を発見する方法，③新たなバイオインフォマティクスツールや統計手法の開発に活用する方法です．

　①の例として，Bosquetらは卵巣がん患者の腫瘍組織のオミクスデータから取得した特徴量から，プラチナ製剤を用いた治療への反応を予測するモデルを構築し，その検証としてTCGAデータセットを用いました[3]．このように自分たちのデータで得られた知見に対する補足解析・検証を行うために利用されるケースが最も多いと考えます．

　②の例として我々の研究を紹介します．我々はTCGAやその他の公開データセットを用い，眼メラノーマと低悪性度グリオーマの患者では，その他の多くのがんと異なり，免疫活性が生存率と逆相関することを示し，さらには，その原因を特定の免疫細胞や特有の組織学的特徴に関連することを示しました[4]．このように，自分たちだけでは集めきれない膨大，もしくは希少なデータセットを用いて知見を発見する研究方

法も可能です.

③ではDeepMind社が開発したAlphaFold2をベースとして作成されたAlphaMissense[5]を紹介します. AlphaMissenseはさまざまな疾患の原因となりうるミスセンス変異の病原性を予測するソフトウェアです. モデル精度の検証などのために, 最初の段階では学習に用いていないClinVarを用いました. 私も普段から臨床現場で使用しており, 今後の臨床面での活用が期待されます.

公共データベースを活用する医療現場での実践例

本項では, 読者の公共データベースの活用意欲を刺激するために, 私自身が臨床現場でどのようにデータベースを利用しているかを紹介します. 近年, がん治療において, 包括的ゲノムプロファイリング (CGP) の重要性が高まっています. CGPは, がん特有の遺伝子変異を特定することで, がんの専門家たちを通して遺伝子変異に基づいた治験薬の選択など, さまざまな治療オプションを提供するための検査手法です. その一方で, CGPの結果からは遺伝子変異の真の病原性を判別するのが容易ではないケースも多くあります. 我々はそのようなケースにおいて, 公共データベース (gnomADやjMorp) の健常人集団における遺伝子変異の頻度や, 変異の病原性を予測するソフトウェアツール (AlphaMissenseを含めて数種類) を使用し, 変異ががんに与える影響を評価する際の参考情報を提示し, 患者さんに還元しています. 例えば, **図1**はVEST4, REVEL, AlphaMissenseのスコアをCGPデータに対して適用したものです. VUS (下群), つまり病原性が不明のvariantの中にも予測ソフトからは病原性を持つことが否定できないvariantがあり, これらの結果から治療につながるvariantが見つかることもあります. その一方で, CGP結果からは病原性が疑わしくとも, 日本人健常人集団で多く保有しているvariantであれば, その可能性が低いと判断できます.

CGPは, 現在医療系の学生の方々が臨床現場に出る頃には, がんだけでなく他の疾患に対しても拡大していく可能性があります. ゲノム検査の結果を, ゲノム専門家でない医療従事者が自ら公開データベースにアクセスし, 自分の解釈に活用できるようになることで, より個別化された医療の実現と患者に最適な治療の提供に繋がると考えます. 公開データベースを身近に感じることで, 統計学やプログラミングなどにも興味を持っていただけることを期待しています.

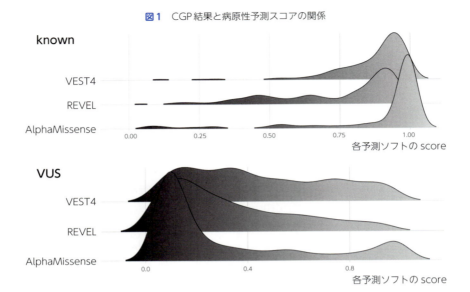

図1 CGP結果と病原性予測スコアの関係

文献

1) 「実験医学増刊 Vol.40 No.17 バイオDBとウェブツール ラボで使える最新70選」（小野浩雅／編），羊土社，2022
2) 「独習 Pythonバイオ情報解析」（先進ゲノム解析研究推進プラットフォーム／編），羊土社，2021
3) Gonzalez Bosquet J, et al：Creation and validation of models to predict response to primary treatment in serous ovarian cancer. Sci Rep, 11：5957, 2021
4) Matsuo H, et al：Association between high immune activity and worse prognosis in uveal melanoma and low-grade glioma in TCGA transcriptomic data. BMC Genomics, 23：351, 2022
5) Cheng J, et al：Accurate proteome-wide missense variant effect prediction with AlphaMissense. Science, 381：eadg7492, 2023

Topics 4　医学ビッグデータ研究におけるバイオバンク　207

Topics 4 医学ビッグデータ研究におけるバイオバンク

田中 敏博

はじめに

　読者の皆さんは（未来の）医療従事者，（未来の）医学研究者という設定です．医療・医学に関わる方たちを対象とし，バイオバンクについて，生体試料を用いた研究について俯瞰し，概略を理解してもらうことが本稿の目的です．豆知識も交えながら，これらを少し身近に感じてもらえれば幸いです．

バイオバンクとは

　バイオバンクとは，（近）未来の医学研究（念のため注ですが，歯学研究，薬学研究など，患者さんのためになる成果を究極の目標として掲げる研究をすべて含むとお考えください）のために患者さんから同意を得て，ヒト生体試料を保存・管理するためのものです．生体試料とは，例えば血液そのものであったり，血液から分離した血清や血漿，あるいは抽出したゲノムDNAであったり，RNAであったりさまざまな形態がありえます．さらには，手術を受ける患者さんから診断に用いない余剰の病理組織を提供いただくこともあります．生体試料から得られる情報は，ゲノム情報，血清や血漿から得られる遺伝子発現情報，バイオマーカー情報など多種多様です．また，オンデマンド型バイオバンクでは，研究者の要望に応じて，前向きに試料・情報を収集して保管することもあります．その場合，ルーチンではないやり方で，通常は収集していない生体試料を収集することになります．

　血液データや投薬情報などの臨床情報は膨大であり，リアルワールドデータと呼ばれることもありますが，それに加えて包括的にデータをとるような実験が行われていれば，いわゆる「オミクス」データというビッグデータが保管されている場合もあります（**表1**）．

表1　バイオバンクで収集している（こともある）試料・情報

生体試料
血液
白血球由来ゲノムDNA
腫瘍由来ゲノムDNA
血清
血漿
組織（手術時の余剰検体）
脳脊髄液
尿
唾液
情報
病名
病歴要約（治療効果など含む）
検査データ
処方データ
画像データ
場合によっては
上記生体試料から得られる実験データ
（例えばゲノム情報，遺伝子発現情報，プロテオーム情報，バイオマーカー情報）
その他，オンデマンド型バイオバンク
研究者の要望に応じて「前向きに」試料・情報を収集する
（試料の種類は上記に限定されない）

バイオバンクはなぜ必要なのか？

　バイオバンクの必要性についてはいくつか理由がありますが，そのうちの一つは医療を取り巻く情勢の変化により，EBM（エビデンスに基づく医療，evidence based medicine）が必須とされていることがあります．旧来の医療は権威者の推奨，医師の経験や勘などの科学的に証明されていない根拠に基づき，治療法が選択されていました．「根拠・エビデンス」には，臨床研究を行って得られた客観的な結果をもとに医療を実施するという意味があります．最も確かなのは「患者さん」自身に対して行う「治験，臨床試験」の結果に基づくエビデンスですが，いわゆる「人体実験」を制限なく行うことは生命倫理上，大きな問題があります．「治験」を行う前の段階，「前臨床試験」として，患者さんの体内で起きている変化を適切な程度において理解するために生体試料を用いた研究が必要な場面が多くなります．臨床に近い研究のみならず，最近では基礎医学系の論文発表においても，ヒトの生体試料を用いた実験データを要求されることが増えてきています．ヒトの生体試料を保管しているバイオバンクが，今後の医学研究においてより重要な役割を果たすであろうことが予想されます．

　2つ目は，医学研究の再現性の問題がベースにあります．Nature誌の記事では，医学生物学論文の70％以上が再現できないとしています[1]．実験誤差をはじめとしてさ

まざまな原因が考えられますが，生体試料を用いた研究においては，生体試料の品質管理の妥当性がクローズアップされてきます．最も簡単な例を挙げます．血清中のカリウムイオンの値は，健常者の生体内では厳密にコントロールされています（3.5～5.0 mmol/L）．採血の際に口径の小さな注射針を用いた場合，穿刺してから必要な血液量を採取するまでに長時間経過してしまった場合，あるいは採血後に室温で長時間放置してしまった場合，赤血球が破壊され（溶血），血清中に細胞内の成分が漏れ出してきて，血清中のカリウムイオンの値が非常に高くなることがあります．このように，生体試料は保管のために生体の外に出てきた時点から，ある種の「劣化」が始まります．その劣化を最小限，許容範囲内に留める，あるいは劣化の可能性のある場合も含めて作業内容を記録しておくことにより，個々の生体試料について，品質管理ができることとなります．品質管理には高度な専門性が必要であるとされ（ISO20387バイオバンキングの一般要求事項[2]，BiTA（バイオリポジトリ技術管理士）の制度[3]），生体試料の保管は専門家に任せた方が，研究者の行う実験の質の維持に繋がることとなります．

我が国におけるバイオバンクとそれらの連携

我が国には大学病院併設型バイオバンク，6つのナショナルセンター附設バイオバンク，バイオバンク・ジャパン，東北メディカル・メガバンクなど多数のバイオバンクが存在しています．各々のバイオバンクはそれぞれ特徴を持ち，運営も個別に行っています．ただし，利活用促進のためにオールジャパン体制で連携し，横断検索システムを開発・公開しています[4]．さまざまな疾患に関連する膨大な試料が広く全国に保管されていることが分かります．1カ所のバイオバンクでは試料数が不十分であっても，いくつものバイオバンクをワンストップで検索することにより，十分な試料数を確保し，複数のバイオバンクからそれぞれ試料・情報の提供を受けて研究を進めていくこともできるしくみになっています．

バイオバンクとビッグデータ

これまでの話で，バイオバンクが医学研究の基盤として関わっていることについて，概要が掴めてきたことと思います．バイオバンクは一般的にはその性質から，収集する疾患や病態を狭く限定せずに，生体試料を収集します．付随する医療情報についても，研究倫理あるいは個人情報保護の観点に反しないという条件がつきますが，限定することは原則としてありません．となると，バイオバンクそのものがビッグデータを収容する箱です．臨床情報（リアルワールドデータ）と実験データ（オミクスデータ）取得のための生体試料の両方を保管しているバイオバンクを有効に活用することが未来の医療への端緒となると信じています．

文献

1) Wadman M：NIH mulls rules for validating key results. Nature, 500：14-16, 2013

2) 日本規格協会グループ：ISO 20387:2018 バイオテクノロジー−バイオバンキング−バイオバンキングの一般要求事項（https://webdesk.jsa.or.jp/books/W11M0090/index/?bunsyo_id=ISO%2020387:2018）

3) 日本生物資源産業利用協議会：バイオリポジトリ技術管理士（BiTA）（https://ciber.or.jp/ja/bita-top/）

4) バイオバンク横断検索システム（https://biobank-search.megabank.tohoku.ac.jp/v2/）

Topics 5 医療ビッグデータ解析のためのアルゴリズム

Topics **5** 医療ビッグデータ解析のための
アルゴリズム

坂内 英夫

コンピュータに何かを計算させるためにはその計算手順，つまり，**アルゴリズム**を
プログラムという形で伝えます．一般に，ある問題を解くアルゴリズムはいろいろと
考えられますが，使用するアルゴリズムによって効率が大きく異なることがあります．
特に大規模なデータの処理を行う際にはこの差が顕著になるため，効率の良いアルゴリ
ズムを選ぶことが重要となってきます．このことを理解するために，以下の検体プー
ル検査法の問題を例として考えてみましょう．

アルゴリズムの効率

ある感染症について，感染しているかどうかを調べる検査があったとします．この
検査は，検体の採取は簡単ではあるものの，1回の検査には大きなコスト（時間・費用
等）がかかるとします．ただし，複数の人の検体を混ぜることで1回の検査で複数人
のグループの中に感染者がいる（陽性）か，いない（陰性）か，を判定できるとしま
す．また，検査は100%正確で間違うことはないこととします．仮に，N人の中でちょ
うど1人だけ感染者がいることが分かっているとき，なるべくコストをかけずに，つ
まり，なるべく少ない回数の検査でその感染者を特定するにはどうすればよいでしょ
うか？

▶ 素朴法

素朴な方法としては，適当な順番で，最初に陽性が出るまで1人ずつ検査を行えば確
実に感染者を特定することができます．このやり方では，たまたま1人目が感染者であれ
ばそれで終了となります．逆に，たまたま最後の1人が感染者であった場合，最大のN
回の検査を行うことになります．平均的には$\frac{1}{N}(1 + 2 + \cdots + (N - 1) + N) \approx N/2$
回となります．

▶ 二分探索法

次に，検査回数を減らす方法について考えます．まずは簡単のため，$N = 2$の場合
を考えてみると，1人目を検査した結果，陽性であればその人が感染者であることが
確定しますが，実は陰性であった場合でも，ちょうど1人だけ感染者がいるという仮
定から，検査していない人が感染者であることが確定し，2人目の検査をすることな
く，1回の検査で感染者が特定できます．このことを複数人のグループに対する検査

に拡張すると，あるグループを検査した結果，陽性であれば感染者はそのグループ内にいることが確定し，陰性であればグループ外にいることが確定します．このことを利用すると，1回検査をするごとに感染者がいるグループの人数を半分に減らして絞り込んでいく**二分探索法**[*1]が考えられます．

① 感染者がいることが分かっているグループ（最初は全員）を，人数が半分ずつになるように2つのグループA, Bに分け，グループAに対して検査を行う．
② 結果が陽性ならばグループAに対して，結果が陰性ならばグループBに対して，同じことを繰り返す．

この方法では$N=2$のときは1回，$N=3 \sim 4$のときは最大で2回，$N=5 \sim 8$のときは最大で3回，…，$N=2^{k-1}+1 \sim 2^k$のときは最大で$k = \log_2 N$回の検査を行えば感染者を特定できることになり，Nが大きくなるにつれて素朴法と二分探索法とでは，検査を行わなければいけないであろう回数にはものすごく大きな差が生じます．この差は$y = x/2$と$y = \log_2 x$のグラフ（**図1**）を比較すれば明らかでしょう．

図1 素朴法の平均検査回数$N/2$と二分探索法の検査回数$\log_2 N$の比較

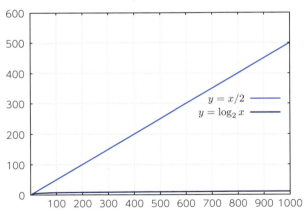

実際の現場においては検査結果の偽陰性・偽陽性や真の感染者人数は事前に正確に知りえないなど，問題設定が異なるため，ここで紹介したアルゴリズム・解析はそのままでは通用しませんが，状況によっては適切なアルゴリズムを選ぶことで，必要と

[*1] 一般的なアルゴリズムの入門書に出てくる二分探索法とは問題設定等の見た目がちょっと違いますが，本質的に同じため，ここではこの名前を採用します．

なる手間が大幅に削減できることがあることは納得できるでしょう.

この例における「検査」をコンピュータが行う四則演算などの基本的な「演算」に置き換えて考えると,コンピュータ上の計算においても同様のことが言えます.ある解析を行うために必要な演算回数は計算にかかる時間に直結し,アルゴリズムの選択次第で計算時間が大きく異なることがあり,特に大規模なデータ処理を行う際にはその差が顕著に現れるため,効率の良いアルゴリズムを選ぶことが極めて重要となります.

データ圧縮と圧縮情報処理

近年のシーケンサ技術の度重なる進歩によってゲノムの配列決定は速度が飛躍的に向上し,コストも大幅に低下したため,ゲノムデータは医療分野でもその重要性が増しています.1人のゲノムは長さ約30億の文字列で表現されますが,このような大規模なデータを扱う際には単純にデータの保存に必要な記憶領域や転送等の通信にかかる時間も大きくなってしまいます.これを効率よく行うための重要な技術に**データ圧縮**があります.

データ圧縮とは,データに内在する何らかの規則性を捉えて利用することで,データをより短い表現に変換する操作です[*2].例えば,ファクシミリの通信などに使われる**連長圧縮**は文字ごとに繰り返す回数を指定する表現であり,AAAAATTTGGGGGGGGTTTTTT という文字列を,$A^5T^3G^8T^6$ というより短い表現に変換できます.同じ文字が連続して長く繰り返すような文字列に対しては有効ですが,例えば非常に規則的で繰り返しの多い ATATAT··· といった文字列に対して $A^1T^1A^1T^1A^1T^1$ ··· となり,元の表現と比べて短くなりません.

個人のゲノムは個人差はあるものの大部分は同じであり,個人間の違いは0.1〜0.4%程度と言われています.複数人のゲノムの集合などを扱う際には,このように似た部分文字列が繰り返し含まれるというデータの特徴に適した圧縮表現が求められますが,その1つとして Ziv と Lempel による**LZ法**が知られています.LZ法では,文字列を先頭から,「1文字からなる項」または「以前に出現する2文字以上の項」に分割し,後者は項の長さと以前の出現位置の組で表現する方法です.特に,先頭から順に貪欲に可能な限り項を長くとっていく場合に**LZ77法**[1]と言います.例えば,ATAATATAATATTAT という文字列は,A, T, A, ATA, TAATAT, TAT という6つの項に分解され,それぞれ A, T, A, (3,1), (6,2), (3,5) と表現できます.先ほどの連長圧縮が苦手だった AT··· についても,文字列の長さを n とすると,A, T, $(n-2,1)$ と,わずか3つの項

[*2] 画像や音声など,元データを完璧に再現できなくとも十分な場合には,情報を適度に間引いた**非可逆圧縮**で良い圧縮率を達成できますが,ここでは,元データを完全に再現できる**可逆圧縮**を考えます.また,ここではデータはすべて文字列として扱います(実際に,コンピュータ上で扱うデータはすべて0,1からなる文字列でもあります).

で表現できます．LZ77の考え方はzipなどさまざまな圧縮プログラムに使われており，高速に計算できる圧縮表現の中では最も圧縮率の良い圧縮方法の一つです．

一方で，圧縮されたデータを利用・解析したい場合，通常は圧縮表現を展開（解凍）してデータ全体を復号するため，やはり大きな記憶領域が必要となり扱うのが困難となります．この問題を解決するため，**データを圧縮表現のまま直接処理**する方法についてさまざまな研究が進められています．以下では，文字列の任意の位置の文字を得る**アクセス**という基本操作を例として紹介します．

LZ77は圧縮率が良く，また，全体の展開も簡単ですが，圧縮表現に対するアクセス操作は一般に容易ではなく，効率よく行う方法がまだ知られていません．それに対して**文法圧縮**は，圧縮率はLZ77に劣るものの，それなりに良い圧縮率を達成しつつ，データ全体を完全に展開することなくアクセス操作が高速にできる圧縮表現の一つです．身近な例では，GIF画像などに使われる**LZ78法**[2]は文法圧縮の一種と捉えることができます．文法圧縮表現は，文法記号を「1つの文字」か「文法記号か文字の組」に書き換える規則の集合からなる表現です．例えば，

$$\{X_1 \to \text{ab},\ X_2 \to \text{a}X_1,\ X_3 \to X_2 X_1,\ X_4 \to X_2 X_3,\ X_5 \to X_4 X_3\}$$

という5つの規則は文字列aabaababaababの表現となっています．具体的には，X_1からab，X_2からaab，X_3からaabab，X_4からaabaabab，X_5からaabaababaababが得られます（**図2**）．同じ部分文字列が繰り返し出現するようなデータに対しては，その部分文字列を同じ文法記号で表現できるため，圧縮率が高くなります．

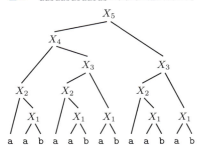

図2 aabaababaababの文法圧縮表現の例

文法圧縮表現でアクセス操作を行うには，各記号の展開長の情報だけ保持しておけば，文法記号に対応する規則の左の記号の長さと，求めたい位置を比較しながらたどっていくことで求められます．例えば上の例で，X_5の5文字目$X_5[5]$を求める場合，X_4の長さが5以上であるため，$X_5[5] = X_4[5]$であることが分かります．また，$X_4[5]$は，X_2

の長さが3であるため，$X_3[2]$を求めればよいことが分かります．これを繰り返すと，$X_3[2] = X_2[2] = X_1[1] = \mathrm{a}$と求められます．

アクセスの他に重要な操作として**検索**がありますが，現在主要な配列解析ツールであるBowtie[3]やBWA[4]はBurrows-Wheeler変換と呼ばれる文字列の可逆変換に基づいています．この変換を施した後に連長圧縮を行った表現は繰り返しが多く含まれるデータの圧縮に有効であり，かつ，圧縮表現のまま効率よく検索が行えることが発見され[5]，現在研究が盛んに行われています．

こうしたアルゴリズムの研究は増え続ける医療ビッグデータの解析を支える柱の一つとなっています．

文献・URL

1) Ziv J & Lempel A：A universal algorithm for sequential data compression. IEEE Trans Inf Theory, 23：337-343, 1977

2) Ziv J & Lempel A：Compression of individual sequences via variable rate coding. IEEE Trans Inf Theory, 24：530-536, 1978

3) Bowtie（https://bowtie-bio.sourceforge.net/index.shtml）

4) BWA（https://bio-bwa.sourceforge.net/）

5) Gagie T, et al：Fully functional suffix trees and optimal text searching in BWT-runs bounded space. J ACM, 67：1-54, 2020

	6	**AI のこれからと**
Topics		**企業の取り組み**

丸橋 弘治，岡本 青史

医療への AI 適用における課題

　Deep Learning（深層学習）に代表される AI が人間の予測精度を上回るようになって以来，社会に浸透し続けています．最近では，新たなコンテンツを生成できる生成 AI が実用レベルに到達し，爆発的に普及が進んでいます．

　医療領域で AI に期待されることの一つは，診断の支援です．AI による支援が最も進んでいる領域の一つは，医療画像に対する分類や異常箇所の検出です．しかし，このような性能の評価が比較的容易な個別のタスクでは AI 活用が進んでいますが，検査項目を総合的に判断し治療方針を策定する必要がある医療診断においては，依然として AI による支援のハードルは高いと言えます．それは，1 つの判断が人命に関わる医療診断では説明責任を強く求められることが，大きな理由の一つです．本稿では，この AI の説明可能性に関する技術動向を簡単に解説するとともに，我々含めたいくつかの企業の取り組みを紹介します．

　また，医療研究の領域においては，AI による新たな医学的発見の支援が期待されています．一般に発見のプロセスは，仮説の立案と検証の繰り返しです．データサイエンスの文脈では，それは観測されたデータの背後にあるデータの生成プロセスを正しく推論することに相当します．しかし，そのためにはデータ間の因果関係を紐解くことが必要不可欠ですが，基本的にデータ間の相関関係に基づく現状の AI では限界があります．本稿では，因果関係の推論に基づき発見プロセスを支援する「発見する AI」についても取り上げ，医療分野におけるいくつかの適用事例を紹介します．

　最後に，生成 AI に象徴される新たな AI の潮流において，本稿で紹介する取り組みが今後向かうべき方向性の展望を述べます．

予測の理由を説明できる AI

▶ AI の説明性

　高い精度だけでなく予測の説明責任が求められる領域では，なぜそのように予測をしたかを説明できる「説明可能な AI（Explainable AI; XAI）」への高い期待があります．一般に AI の予測精度と説明力はトレードオフの関係にあります．高い精度を持つ Deep Learning は典型的なブラックボックス AI であり，それ自体の説明力には大きな

課題があります．そのようなブラックボックスAIに対しては，近似的な説明を与えることが可能であり，SHAP[1] などの技術が広く用いられています．一方，予測のロジックの透明性が高い線形回帰モデルや決定木といった予測モデルはホワイトボックスAIなどと呼ばれることもありますが，一般に高い予測精度は望めません．以下では，このような状況において，特に業務適用を強く意識した，説明可能なAIに関する企業の取り組みを紹介します．

▶ 複雑なグラフ構造を説明可能にするAI

　ゲノム診断で扱われる大量の遺伝子変異と病態，治療への応答の間の複雑な関係は，一般的なAIの入力である表形式のデータではなく，大規模なネットワークとして学習することが求められます．このような人やモノの繋がりは一般にグラフデータという形式で表現できます．近年，グラフデータを学習するグラフニューラルネットワーク（GNN）[2] の研究が盛んですが，予測の理由を説明することは一般的な Deep Learning より困難です．GNN に対するいくつかの説明技術は提案されていますが，それらは特定の頂点の周辺の構造のみを考慮したものであり，グラフ構造全体の観点からの説明は十分とは言えません．富士通が開発した説明可能なAIである Deep Tensor[3] [4] は，グラフデータ全体を頂点ラベルも含めたテンソルで表現することにより，グラフ構造全体に対する説明を与えることができます．筆者らは遺伝子変異と疾患の関係を表すグラフデータにこの技術を適用し，さらにナレッジグラフと組み合わせて予測理由を説明することで，データから有効な知見を導くことに成功しました[5]．また，イタリアのスタートアップの Larus 社と連携し，金融領域などの顧客への展開を進めています[6]．

▶ 知識の網羅的な数え上げに基づく説明可能なAI

　富士通が開発した Wide Learning は，ブラックボックスAIの予測を近似的に説明するのではなく，予測のロジックの透明性を保ったまま高い精度を達成できるホワイトボックスAIです[7]．Wide Learning は，学習データの中から，データ項目の組み合わせで記述された，人間にとって直接理解可能な知識（ナレッジチャンク）を高速に「列挙」し，その知識を用いて予測・分類を行います．Wide Learning では，高速な列挙技術を用いてデータ項目のあらゆる組み合わせを網羅的に探索し，正例と負例における出現率が有意に異なるものすべてをナレッジチャンクとして抽出します．そして，この列挙したナレッジチャンクの重み・重要度を学習することで，医療や金融，マーケティングなどの幅広い領域の問題において高精度な分類・予測などが実現できることが確認されています．ユニークな活用方法としては，選挙の当落予測への活用事例があります[8]．

　次節では，説明可能なAIによる予測モデルの働きの説明にとどまらず，データの背後に存在する因果関係に踏み込んで新たな発見を導く試みを紹介します．

「未知」を発見する AI

▶ AI による発見と因果推論

　変数間の相関関係に基づいて予測する従来の AI では，その予測の理由は必ずしも予測結果に対する因果関係を表しているわけではないため，新たな発見を導くことは容易ではありません．例えば，人々のさまざまな行動からある疾患の発症が予測できたとしても，その行動が必ずしも疾患の発症の原因であるとは限りません．もしかすると，疾患を多く発症する集団に特有の，疾患とは無関係な行動パターンを手掛かりに予測しているだけかもしれません．この場合，その行動が疾患の発症に繋がるという誤った仮説を発見として導いてしまう危険があります．このように，AI による発見を実現するためには，統計的因果推論[9] などの枠組みを活用し，データの背後にある因果関係から適切に推論し発見を導く新たな AI のパラダイムが必要です．富士通ではこれを「発見する AI」として研究開発を続けています．次項以降では医療領域における「発見する AI」の取り組みの事例を紹介します．

▶ グラフ AI を用いた大規模遺伝子制御ネットワーク解析

　バイオインフォマティクスの研究分野において，大量の観測データに基づき遺伝子の活性量の間の因果関係を推定し，遺伝子制御ネットワークを分析することの重要性は長らく指摘されてきました．島村らが開発した NetworkProfiler[10] は，個々のサンプルの遺伝子発現量とともに病態などの指標が与えられたときに，指標により変化する遺伝子制御ネットワークを推定することができます．島村らはこの技術を上皮間葉転換（EMT）に関する遺伝子発現データに適用し，EMT に強く関係する遺伝子間制御関係を見出すことに成功しました[10]．しかしこの時点では，すでに EMT との関連が知られていた E-Cadherin 周辺のネットワークの観察に留まっていました．筆者らは前述のグラフ向けの説明可能な AI である Deep Tensor をこの遺伝子制御ネットワークに適用し，ネットワーク全体の観点から EMT に強く関与する部分ネットワークを抽出しました[11]．そして抽出されたネットワークから，データが観測された時点より10 年以上の間に新たに発見された遺伝子間関係の多くを一挙に提示することに成功しました．これは，もし我々の方法論が適用されていたならば，研究の進展を 10 年早めることができた可能性を示しています．

▶ 大規模因果探索による未知の病態メカニズムの発見

　前項の事例のように，何らかの指標により変化する因果関係のネットワークを AI に学習させることで，人間には不可能なレベルの新たな発見を導くことができます．しかし，一般的にはそのような指標すら明らかでない状況も多く考えられます．例えば，がんの病態は患者により大きく異なるさまざまなタイプが存在していますが，それらのタイプをどのような指標に沿って分類するのが適切かは全く明らかではありま

せん．我々は，このような状況においても，考えうる指標を網羅的に列挙し，それらの指標に基づき推定される大量の因果関係のネットワークを効率的に分析する，大規模因果探索に基づく発見技術を開発しました[12]．このとき，網羅的な指標の抽出において，前節で紹介した説明可能な AI である Wide Learning を活用しています．また，因果関係のネットワークの推定には，著名な統計的因果探索技術[13]を用いています．この技術を肺がんの薬剤耐性に関する遺伝子発現データに適用し，これまでほぼ注目されてこなかった遺伝子と薬剤耐性の関係，およびその関係が見出される指標の条件を，より重要性の高い知見として導くことに成功しました[14]．

今後の展望

ここ数年の間に，データから新たなコンテンツを生成する生成 AI の性能が飛躍的に向上し，社会現象とも言えるスピードで急激に普及しつつあります．このような新たな AI の潮流において，説明可能な AI や「発見する AI」は生成 AI と互いに補い合う形で進化していくことが考えられます．

まず，説明可能な AI の研究として培われてきたさまざまな知見は，生成 AI の生成コンテンツの説明性を高めることに応用できる可能性があります．例えば，テキストに基づき画像を生成する AI において，テキストの部分的な修正だけで画像を部分的に修正していく技術が提案されています[15]．このとき，テキストの各単語が最も影響する画像の部分を特定するために，画像に対する説明可能な AI と同様のテクニックが使われています．

一方，発見に必要不可欠な因果関係に基づく推論に関しては，現状の生成 AI は因果関係をうまく推論できないという報告があります[16]．この報告では，因果推論の基本的な問題である，相関関係に関する記述から因果関係に関する記述を正しく推論させる問題を 40 万個作成し大規模言語モデル（LLM）に与えてみたところ，非常に低い精度でしか正しく答えられなかったと述べています．すなわち，現状の生成 AI は，データに内在する大量の相関関係を学習し高いクオリティのコンテンツを生成することができるが，因果関係を論理的に推論する能力は獲得できていないということを示唆しています．このような生成 AI の課題は，「発見する AI」の因果推論の枠組みで支援できる可能性があります．今後は，人間による仮説の立案を支援するだけでなく，膨大なデータから学習した知識に基づき自ら仮説を生成できる次世代の AI システムを構築し，医療の診断や研究の現場への貢献を持続的に行っていきたいと考えています．

文献

1) Lundberg S & Lee SI：A unified approach to interpreting model predictions.「Advances in Neural Information Processing Systems 30」, pp4768-4777, NeurIPS, 2017

2) 「Graph Neural Networks: Foundations, Frontiers, and Applications」(Lingfei W, et al, eds), p725, Springer, 2022

3) Maruhashi K, et al：Learning multi-way relations via tensor decomposition with neural networks.「Thirty-Second AAAI Conference on Artificial Intelligence 2018」, pp3770-3777, AAAI Press, 2018

4) Tolmachev A, et al：Bermuda Triangles: GNNs fail to detect simple topological structures.「ICLR 2021 Workshop on Geometrical and Topological Representation Learning」, ICLR, 2021

5) 富士通：AIの推定理由や根拠を説明する技術を開発，2017（https://pr.fujitsu.com/jp/news/2017/09/20-1.html）

6) 富士通：富士通研究所と伊LARUS社，グラフデータベースと説明可能なグラフAI技術により金融取引の解析性能を向上，2020（https://pr.fujitsu.com/jp/news/2020/11/24.html）

7) 大堀耕太郎，他：知識発見によって信頼をつなぐWide Learning技術．FUJITSU，70：48-54，2019

8) 富士通：TBSが「選挙の日2021」当落速報で，富士通の「説明可能なAI」を活用，2021（https://pr.fujitsu.com/jp/news/2021/10/25.html）

9) 「Causality: Models, Reasoning, and Inference, 2nd ed」(Pearl J), Cambridge University Press, 2009

10) Shimamura T, et al：A novel network profiling analysis reveals system changes in epithelial-mesenchymal transition. PLoS ONE, 6：e20804, 2011

11) Park H, et al：Global gene network exploration based on explainable artificial intelligence approach. PLoS One, 15：e0241508, 2020

12) 小柳佑介，他：個々の特徴的な因果関係を発見する技術の開発とマーケティングデータへの適用．人工知能学会：ビジネス・インフォマティクス研究会（第18回），2021

13) Shimizu S, et al：DirectLiNGAM: A direct method for learning a linear non-Gaussian structural equation model. J Mach Learn Res, 12：1225-1248, 2011

14) 富士通：スーパーコンピュータ「富岳」と「発見するAI」で，がんの薬剤耐性に関わる未知の因果メカニズムを高速に発見する新技術を開発，2022（https://pr.fujitsu.com/jp/news/2022/03/7.html）

15) Hertz A, et al：Prompt-to-prompt image editing with cross-attention control. ICLR, 2023

16) Jin Z, et al：Can large language models infer causation from correlation? arXiv:2306.05836, 2023

Topics

7 スタートアップで医師がAI医療機器を開発するということ

沖山 翔

　私はもともと，日本赤十字社医療センター（渋谷区），そして石垣島や波照間島，南鳥島などの離島で総合診療と救急医療に従事していました．今は医師としてのキャリアも継続しながら，アイリスという会社でAI医療機器を開発しています．アイリスでは，まだ世の中になかったAI医療機器を新しく開発し，ありがたいことにAI医療機器を用いた診断が公的保険に新機能・新技術（C2区分）として収載される日本初の事例[1]となりました．

　日本には世界に誇るべきさまざまな大手医療機器メーカーがいる中で，開発，治験，国からの承認，そして保険適用という医療機器の大きなステップは，スタートアップやベンチャーには難しいのではないかと思われていました．

　私たちが開発の裏で行った小さな作業や，汗を流したところ，また時には失敗しながらのプロセスを，スタートアップなりにどう創意工夫してやってきたかというところを，読者の皆さんにシェアさせていただくことで，少しでも医療界の貢献となればと考えて筆を執らせていただきました．

日本の開発環境

　アイリスが開発したnodoca®（ノドカ）というAIカメラは，咽頭を撮影し，その炎症所見や，さまざまな臨床情報を元に疾患を判定していくという口腔内AIカメラで，搭載するAIとして最初に治験を通したのが，口腔内の所見を元にインフルエンザを判定するというAIプログラムです．

　創業する前から感じていた医療のICT化の課題として，皆さんも感じることがあるのではと思いますが，医療にはステークホルダーが多く，さまざまなプレーヤーが分断していることで起こるプロセスの遅延というものがあります．

　しかし，海外に目を向けますと，世界ナンバーワンの病院系列のメイヨー・クリニックでは，病院がAIエンジニアを雇用し，院内で研究や開発が行われています．

　昨今，AIエンジニアと言いますと，GAFAと呼ばれるような会社のエンジニアで，

---

*1　厚生労働省が公開する平成25年度〜令和4年度の中央社会保険医療協議会総会議事録を，保険適用時点（2022年9月14日時点）でアイリス社が確認した限りの情報．

年収数千万〜数億円を稼ぐエンジニアがざらにいます．そのような人たちを日本の病院が雇用できるかはおそらくノーであり，この辺りに構造的な難しさがあろうかと思います．

アイリスでは創業時から，この上流から下流までのさまざまなステークホルダーを，社内で一気通貫で揃えるというところからチーム作りが始まっています．社内には私を含め医師が5名，エンジニアチームは，プログラマーだけではなく，半田ごてや3Dプリンティングを使うようなものづくりのチームもいます．また，共同研究はこれまでに100を超える病院と行い，2020年にはアイリスが主導する形で，73施設での多施設共同研究をとりまとめて行いました．さらに厚生労働省や経済産業省出身のメンバーもいることで，さまざまなステークホルダーとのコミュニケーションを円滑に行うことも可能になりました．こういった社内で一気通貫なチーム作りがICT化の課題解決に繋がっていると実感しています．

次に開発のプロセスについてです．ヘルスケアのアプリケーションは作るだけでもハイリスクで大変ですが，医療機器の開発となるとさらにハードルが上がります．医療機器の一般的な開発プロセスを20マスのすごろく形式で紹介した，AMED（国立研究開発法人 日本医療研究開発機構）の「サクセス双六」という資料があります（**図1**）．私たちも創業時，これを横目で見つつ，意識しながら開発を進めてきました．

図1 AMED「サクセス双六」（文献1より引用）

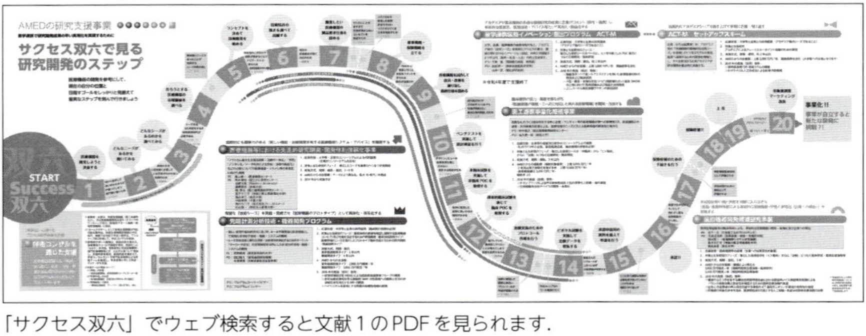

「サクセス双六」でウェブ検索すると文献1のPDFを見られます．

まず1マス目，医療機器を開発しようと決意する．次の2〜3マスでニーズやシーズの確認後，4マス目で医療機器の市場価値を調べます．そして5〜8マスの技術開発，特許出願，薬事戦略，保険戦略は，実際に開発を進めていく手前で戦略立てが必要です．9マス目で最終仕様が固まった後に，いきなり治験へは飛べませんので，まず，非臨床試験と呼ばれるプロセスを経ます．こちらでPoC（Proof of Concept）を終えた

後，ようやく13マス目の折り返し地点で治験実施のプロトコール策定が出てきます．

こちらの「AMEDサクセス双六」の秀逸なところは，マスとマスの間に，1回休みとか，8コマ戻るといった記載があるところです．例えば「協力していた臨床医にやりたいことが増えてしまう．医師を説得するため1回休み」など，こういったものは，治験を推進する上での「あるある」のようなものかと思いますが，ピットフォールを先に予見しておくことで，さまざまなリスクを見通しておくことができます．

その後14マス目で治験を行い，16マス目で承認，17マス目で保険収載のための手続き，そして19マス目で上市．14マス目の治験の隣には，「患者さんのリクルートが上手くいかず1回休み」，また，20マス目の手前には，悲しいことに「販売戦略が的外れで売れない，振り出しに戻る」というようなマスもあります．

開発に必要な費用・期間・組織機能

まず必要な費用について，一般的に医療機器の開発は，なかなか数千万円でできるものではなく，ものによってさまざまではありますが，ハードウェアでゼロから新しい医療機器を上市しようとすると，十億円以上かかるものが多いと思います．私たちもPMDA（医薬品医療機器総合機構）に出す書類の審査手数料だけで一千万円以上かかりました．ただし，ベンチャーを優遇するような，革新的医療機器に対する国の支援もあり，半額は戻ってくるケースもあります（図2）．

図2 新医療機器開発にかかる費用

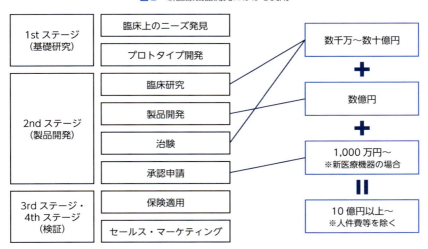

次に必要な時間について，新医療機器の開発には，どんなに短くても5〜10年かかると言われており，この時間軸をスタートアップが乗り越えるというのはかなり高いハードルです（図3）．つまり，売上げが立つまでに，ベンチャーキャピタルからのファンディングだけで乗り切る時期が5〜10年かかるということですから，ファンド側からしても，「そんなんじゃ日が暮れてしまう．あなたたちには出せない．他の会社に投資したい．」と言われてしまいます．

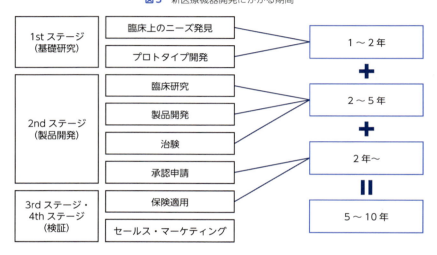

図3　新医療機器開発にかかる期間

　さらに必要な組織機能として，医療機器開発には，臨床上の知見，ハードウェアの知見，薬事の知見，医療ビジネスの知見，といったさまざまな経験が必要です（図4）．上場企業であれば社内に機能として有しているでしょうが，スタートアップがこのメンバーをすべて揃えてからようやく1歩目が踏み出せるとなると，これもまた非常に高いハードルです．

図4 新医療機器開発にかかる組織機能

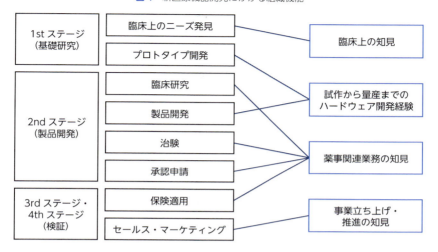

ここからはそういったさまざまなハードルを，私たちの場合はどういう苦労をしながら乗り越えてきたかを共有させていただけたらと思います．

人集めの苦労

アイリスは元厚生労働省の医政局・研究開発振興課の加藤というメンバーと共同創業した会社です．彼は治験領域や薬事領域のナレッジを持ち，私は医療者という分担でした．

そこでまず直面した課題がチーム作りです．初めの段階では，ものを作れる人も，分かる人もいない．アイデアはあっても，そもそもどうやってものを作ればいいのかも分かりませんでした．

自分のあらゆる人脈を使って，「こういう人は知り合いにいないか」と問い合わせたり，そのまた知り合いを紹介してもらったり．振り返ってみると，最初の20人のメンバーのうち，18人は社員の直接の知り合いか，そのまた知り合いでした．

転職・人材紹介会社を使うという手もあったのでしょうが，そういうチャネルで出会う方は，アイリスと並列でさまざまな大会社も見ているわけなので，どうしても選ぶ立場ですし，リスクの少ない選択をしがちになるのではないでしょうか．むしろ偶然の出会いや，「（話を聞くのは）1社目です」と言われながら熱い想いが共鳴し合った方ほど，最終的に入社して活躍に至る人が多かった気がします．

ご参考までに社内の職種を紹介しますと，ハードウェアのエンジニアであれば，レンズのエンジニア，基板のエンジニア，全体の設計，そしてデザインのエンジニア，

といったさまざまなスペシャリティがあります．例えば，医療従事者も外から見れば，みな同じ医者だと思われがちですが，私たち医療従事者の中では，さまざまなスペシャリティがあり，それと全く同じ構造が，ハードウェアでもあることに起業後になって気が付きました．

また，一口に薬事と言っても，品質保証，保険収載，治験など，薬事の職種は10以上あるのではないかという話も社内でなされていて，「誰々さんはA，B，F，Gのドメインの知識を持っているよね」といったようなイメージです．

あらゆる経験がスタートアップの創業期にすべて揃っているというのは現実離れしていますし，お金のないスタートアップは少人数から始めなければいけません．その時期はジェネラリスト，医師で言えば総合診療医のように幅広くハードウェアを見られるとか，幅広く薬事を見られるといった人が特に活躍しやすい時期です．

ものづくりの苦労

チーム作りの次に直面した課題は，実際にものづくりを始めて起きたさまざまな苦労です．

例えばハードウェア開発ですと，設計開発は社内で行っていますが，製造自体はアウトソースで外の工場に依頼しています．カメラのレンズを納品してくれる会社，筐体を作ってくれる会社，その他の業者さんもありますが，向こうから来たものが，どれもこちら側の意図とわずかに合致せず，全員中間地点に召集し，みんなで一度，膝を突き合わせて話しましょう，ということで，終日会議室に詰めて会議をしたことがありました．

その際「普通はこうして他の業者さんと顔を合わせることはない．あなたたち（アイリス）が責任者なんだから，あなたたちでよろしくやってくれ．」と言われました．しかし「私たちはスタートアップですし，全員同じ釜の飯を食わないといいものはできない．どうしてもここはお願いします！」という形で想いを伝えました．

普通のやり方をしていたら，すでに世の中にあるものしかできません．それならば，大企業がやった方がよほど世のため人のためです．

少し話はそれるのですが，救命救急の現場では（十分に海外のエビデンスなどを加味しながら）時に薬剤の適用外使用をしたり，また離島や船の中では，ない医療機器の代わりに身近にある代用品を使ったりします．目的を達成するために何ができるのかを考え続けた臨床経験が，こんなところにも繋がったりしているのかもしれません．

臨床データ収集の苦労

また，AIを開発するのに重要なのが「教師データ」です．私たちの場合，1万人の患者さんのデータをプロスペクティブに（前向きに）収集する臨床研究を実施し，50

万枚以上の画像ライブラリを作成し，こうした画像を元に開発を行っています．これは1万人に対し，勝手に撮影するわけではなく，1人1人にインフォームドコンセントを行い，同意書を何枚も読んでいただいた上で，全員に「あなたの喉を撮影させてください．それをもとに将来AIを開発させてください．」ということを進めるプロセスであり，かなりの手間と工数がかかると同時に，忙しい開業医の先生が途中でもう無理だと音を上げてしまうということもありました．

この症例数をどのように集めるかというのも，私たちが直面した大きな問題でした．通常，治験や臨床研究というのは，それを統括するCRO業者に発注をし，お金を支払い，リクルーティングをお願いするという流れで行われることが多いです．

ただ，私たちの場合，それだけでは73件の協力施設を集めることはできませんでした．そこで，私と社内の医師たちでクリニックに直接訪問をし，「先生，なんとかお願いします．謝礼も経費程度しかお支払いはできませんが，私たちはこういう思いでやっていて，こういうようなものを開発しようとしているので，どうかこの夢に乗ってください．」というような形で医師を説得して回りました．そうして「そこまで説明してくれてよく分かった．私にとっての直接的なベネフィットは少ないかもしれないけど，是非これは一緒にやりましょう．」という形で，ご協力をいただくことができました．

承認申請の苦労

最後は薬事承認についてです．いわゆるジェネリック医薬品に対する新医薬品のような概念で，医療機器にも「新医療機器」という概念があります．こちらの新医療機器に該当する品目は，国内で年間平均20品目です．ただ，この20品目のうち9割は，世界の他の地域ですでに開発・承認されているもので，日本で承認を受けるのは初めて，というものです．そうでなく，日本から世界初として開発された医療機器が承認されるというものに限りますと，平均で年間2〜3例ほどしか事例がありません．私たちのnodocaは品目としてはここにカテゴライズされるものでしたので，どのように書類を書くかも手探りでした．

そこで元厚労省のメンバー，元PMDAのメンバー，あるいは医療機器の承認申請のプロで集まって議論をし，最終的には申請書類一式で合計2,000枚という書類を用意しました．これをPMDAに提出する際には，印刷して複数部を製本の上で提出ということでしたので，まるで引っ越しのように荷台に書類を積み搬入した思い出があります．このようなプロセスを通じ，保険適用の承認を得ることができ，上市することができました．

もしかしたら皆さんはベンチャーというと，シリコンバレーやハンモックつきのオフィスなど，キラキラしたものを想像されるかもしれません．そういうベンチャーもあるのですが，医療ベンチャーを見ていると比較的どこも，汗をかき涙を流しながらやっているところが多いです．

道なき道を行くという意味ではとても大変ですし，深く理解されないまま好奇の目を向けられることもありますが，どういう状況であろうと自分たちが信じる未来のために尽力する，そして，結果を出せば社会が変わり，また次のより大きなチャレンジができるというこのプロセスは，本当にやり甲斐があります．

臨床・研究・教育という医療従事者の3つの柱は不変ですが，この3つのどれとでも掛け合わさって，よりその柱を加速させられる営みの一つとして，事業というアプローチがより広がると，未来の豊かな医療に繋がるのではと考えています．

文献

1) AMED「サクセス双六で見る 研究開発のステップ」(https://www.amed.go.jp/content/000004843.pdf)

Topics 8 AIの病院への実装

8 AIの病院への実装

宮野 悟

患者さんにも医療従事者にもやさしい医療を

内閣府戦略的イノベーション創造プログラム（SIP）第二期において，「AI（人工知能）ホスピタルによる高度診断・治療システム」，いわゆる「AIホスピタル」（プログラムディレクター：中村祐輔）が開始されたのは2018年のことです．このプロジェクトは2023年3月で期間満了し，ポストAIホスピタルとして2023年度は，産業実装を目論んだBRIDGE（研究開発とSociety 5.0との橋渡しプログラム）「AIホスピタルを実装化するための医療AIプラットフォームの構築に必要な技術に関する研究開発」が行われました．情報社会の次の時代と言われるSociety 5.0時代における医療のビジョンが示されていたと思います．その目的は，AIを使って医療現場の負担を減らし，患者さんにやさしい医療を提供することです．私個人の感想ですが，まだAIが導入されていない総合病院で診察を受けたとき，担当医の目線は検査結果などが表示されているコンピュータの画面にぴったりと向けられたままで，私との会話の時間は少なかったように思います．AIというと，冷たい印象をもたれるかもしれませんが，実はAIホスピタルの役割の一つは，こうした光景のない医療現場を実現することにあるのです．

AIホスピタルのプロジェクトには，先進的な医療を担う総合病院として慶應義塾大学病院と大阪大学医学部附属病院，地域医療を担う病院として横須賀共済病院，子ども医療として国立成育医療研究センター病院，がんの医療としてがん研有明病院が参加しました．病院の2〜3の診療科が関わるのではなく，病院全体が一つとなってAIの実装に取り組みました．また，医療機器・検査やICT関係の企業などが，これらの病院と強力に連携して開発と病院実装を行ってきました．さらに，単語間の関係情報とあわせた医療用語辞書（47万語）が作られ，医療AIを開発するための基盤ができました．日本医師会には日本医師会AIホスピタル推進センター（JMAC-AI）も設置され，この辞書の管理も含めてAIを普及させる体制ができました．医療AIを医療現場に届けるために，医療AIプラットフォーム技術研究組合（HAIP）ができました．2023年単年度のBRIDGEポストAIホスピタルでは，医療を新たな産業に橋渡しする事業が推進されました．本稿では，このプロジェクトの中でサブプログラムディレクターの一人であった筆者が見てきた医療とAIの社会実装について紹介します．

病院でのエピソード

　AIホスピタルプロジェクトには5つの病院，BRIDGEにはがん研有明病院を除く4つの病院が参加しました．実際にどのような課題を見出し，どのようにAIで解決しようとしてきたか，その一部を紹介します．プロジェクト途中のものですが，2022年12月17日に開催されたシンポジウムの動画および資料が公開されています[1]．また，全プロジェクトの成果も出版されています[2]．

▶ 音声入力できるカルテやタブレット・スマートフォン導入による効率化

　横須賀共済病院は地域の医療を担う740床の総合病院で，年間救急車受入台数が1万台を超えています．この病院では，医療ニーズの増大や労働力不足，患者さんと医療スタッフの間の情報の格差が常に認識されていました．そこで，NTTデータと（株）ソフトウェア・サービスとの共同による「音声入力できるカルテ」の開発と実証が行われました．2020年当時は医療現場での音声から文字への変換率が70%でしたが，2022年にはリアルタイム変換率が95%になり，その実証は病院の21部署に広がっていきました．プロのアナウンサーの研修会を開き，発音の仕方について病院スタッフも訓練を受けています．

　また，TXP Medical（株）とNTTデータが共同で「救急における構造化できる電子カルテ」に取り組みました．その背景には年間1万台を超える救急搬送に対応しなければならないという現実があったからです．病院到着前に患者情報を共有，音声入力の活用を行った結果，1件あたりの救急隊の申し送り時間が2分短縮され，救急車約1,000件／月を受け入れているので，約34時間／月の削減になっています．同時に，救急患者が1,300人／月あり，患者さん1人あたり病院側の入力が2分削減できているので，これが約43時間／月の削減になっているとのことです．

　患者さんからインフォームドコンセント（IC）をいただくにあたっては，タブレットを用いたロボットを導入したところ，新規入院のためのICに導入前は6分かかっていたものが3分になり，月平均800名の新規入院患者があるこの病院では，約40時間／月の削減になっています．同じくタブレットを用いた「Dr. アバター」を全身麻酔・脊椎麻酔用に作成したものを泌尿器科で用いたケースでは，1件あたり5分の時間短縮となっています．

　さらに，（株）ソフトウェア・サービスと共同して医療スタッフの負荷軽減を行っています．具体的にはiPhoneを医療スタッフに持たせて，これまで電話で行っていた指示の要請を，チャットの機能で行い（今では当たり前なのですが），「患者：横須賀 共済太郎，時間：2024年2月14日09:55，担当看護師2：“横須賀さんの内服薬が本日昼から切れます処方をお願いします”，【既読：0】」などと，時間の有効活用ができていると報告されています．同時にストレス軽減については数値的なデータは出ていませ

んが軽減されているそうです．多職種，同時情報共有で，伝達時間の削減が現場でできています．ビジネスの現場では当たり前ですが，病院でもオフィスリンクを導入しています．iPhoneの導入に関して長堀薫病院長に「導入と運用のコストは病院経営上トレードしますか？」と質問したところ，「具体的な数値はまだ出ていないが，トレードしている実感がある」という答えでした．

AIを用いた画像認識は，入院時の持参薬の鑑別に使っています．薬歴画面を呼び出し，持参薬の鑑別を行い，その結果を薬歴に返し，処方内容と鑑別結果の突合を行って，与薬を決めるシステムが動き出しています．これらは高度なAI技術を用いて可能になっているというよりも，今あるベストなものを，病院スタッフを含めたシステムとして統合化することで実現できていると思います．

▶ 医療文書の作成支援，オンライン診察，ベッド管理などへのAI活用

国立成育医療研究センター病院では，日本アイ・ビー・エムと共同でHL7 FHIR（医療情報をやりとりするための規格）に応じながら，電子カルテに蓄積された膨大なデータから目的に応じたサマリに絞り込み，医療文書のドラフトを作成するシステムが開発されています．また，妊産婦救急トリアージシステムも構築しています．これは，医療従事者と妊産婦の負担を軽減することを目的に開発されているもので，導入したAIシステムでオンライン診察，病院への電話，自宅での経過観察などの行動を指示するものですが，妊婦さんを突き放すような感じは全くなく，医療スタッフに包まれているという感想を筆者は持ちました．

紙面の関係で詳細は割愛しますが，慶應義塾大学病院では，医師の働き方改革に対応した医師の勤怠管理システムやベッドの管理システムを導入しています．また，薬剤配送など自動運転ロボットの導入による効果も見てきました．がん研有明病院では，膨大な数の病理画像のデータベースを維持し，大阪大学医学部附属病院では，連携病院を繋いだ約1万床からなるネットワークを構築しています．

AIホスピタルを運営していくための費用

以上のようなことが実現できたのは，医療スタッフの高い意識と努力をAIホスピタルプロジェクトからの運営金が支えていたからだと考えています．国からのお金が切れても自走できることが最重要です．病院にAIを導入し運用するには費用がかかりますが，例えば慶應義塾大学病院が導入したベッドの管理システムでは，ベッドの稼働率を1％上げることができました．これは1年間では1〜2億円の収入増になるとのことです．導入のコストを完全にカバーしています．国からの支援がなければ，今は稼働できないものなどがありますが，何が病院経営にプラスになるか，患者さんにプラスになるかが今後5年ほどの間に次第に明らかになっていくと考えています．

日本医師会の会員の半分以上の診療所では電子カルテは導入されていません．しか

し，多くの診療所が医療スタッフの負荷軽減と患者さんへのより良い医療の提供のために，サービスも含めAIの導入に積極的になっていくと推察しています．AIの適切な導入が直接診療所の経営，スタッフへの報酬に反映されるからです．一方，大学病院など医療の最先端を走っている病院は小規模から始まる産業創出へと向かっていくと考えています．そのためには国の支援がまず必要であり，同時に医療AIプラットフォーム技術研究組合（HAIP）の展開に強く期待したいと思います．

おわりに

AIホスピタルおよびポストAIホスピタルでは，点在する4～5の病院が先鞭をつけました．これからは，日本医師会のJMAC-AIとHAIPの発展型が連携して駆動し，線で繋がった統合型になっていくと考えています．そして，日本全体を面でカバーする統合型ヘルスケアシステムへと発展していくことを願っています．

文献

1) AIホスピタル成果発表シンポジウム2022 動画公開（https://www.nibiohn.go.jp/sip/publications/symposium/symposium2022-movie.html）
2) AIホスピタルの社会実装（中村祐輔／企画），医学のあゆみ 282巻10号，医歯薬出版，2022

索引

記号

!	152
!pip install	63
#	21, 35
%	36
*	36
**	36
+	36
-	36
.ipynb	18
.py	18
/	36
//	36
==	48

A

accuracy	144
AI	126
AI医療機器	221
AIカメラ	221
AIの説明性	216
AIホスピタル	229
AIを用いた画像認識	231
AlphaMissense	205
append	40
Attention	189

B

bagging	115
batch_size	144
BERT	189
boosting	115
Bootstrap	115
BRIDGE	229
Bunch型	64

C

C5.0	107
CART	107
CGP	205
CHAID	107

ChatGPT	189
CNN	188
Colab	16
convolution neural network	188
COVID-19	161, 198
CPU	28
csvファイル	26, 43

D

DataFrame	157
DataFrame型	70
decision tree analysis	106
DecisionTreeClassifier	109
deep learning	126
Deep Q-Network	189
Deep Tensor	217
def文	42
Dense	140
describe()	69
Dropout	183, 188

E

else:	53
epochs	144

F

f'{変数名}'	170
False	48
Flatten()	178
float	38
for文	42, 53

G

GANs	189
Generative adversarial networks	189
gini	109
Global Average Pooling	188
GNN	217
Google Colaboratory	16
Google Drive	24, 26
Google Driveのマウント	25

Google アカウント 17
GPT 189
GPU 16, 28
groupby() 51

H

hyperparameter 105

I

if 文 42, 53
iloc 90
img_to_array() 156
Inception module 188
int 38

J

japanize-matplotlib 63

K

Keras 136, 154

L

Large Language Models 189
len() 関数 163
LIGHTHOUSE 193
LinearRegression 関数 72
LLM 189
load_img() 154
loc 47, 52
LogisticRegression 関数 91
loss 144
LZ77 法 213
LZ78 法 214
LZ 法 213

M

machine learning 60
margin 99
Matplotlib 23, 55, 154
Miller の三角 190
MLP 127, 176
Multilayer Perceptron 127
MyDrive 26

N

ndarray 157
nodoca 221

np.arange() 関数 173
np.array 103
np.random.seed 174
np.random.shuffle() 174
np.zeros() 168
NumPy 156
numpy.ndarray 156
nunique() 50

O

os.listdir() 165
overfitting 79

P

pandas 27, 43, 156
path 28, 44
pd.read_csv 27, 43
Permutation Feature Importance 122
PFI 122
plot_tree 関数 111
plt.figure() 57, 76
plt.grid() 57
plt.imshow() 155
plt.plot 146
plt.scatter 57, 75
plt.show() 57, 76
print(変数) 35
print 関数 20
pruning 110
pyplot 56
Python 16
Python の基本 34

R

R^2 76
random forest 115
RandomForestClassifier 118
RandomForestRegressor 118
range() 関数 164
range(開始整数, 終了整数) 54
ReLU 188
ReLU 関数 132
remove 40
RGB 155

S

scikit-learn 64, 136

Sequential() 140
Series 157
Series型 68
sklearn 64, 136
str 38
sum()関数 55
support vector 99
support vector classifier 102
support vector machine 98
support vector regression 105
SVC 102
SVM 98
SVR 105

T

TPU 16, 28
train_test_split関数 81
Transformer 189
True 48
type(データ名) 68
type(変数名) 37, 64

U

U-Net 188
unique() 50

V

val_accuracy 180
val_loss 180
validation_split 179
value_counts() 89

W

Wide Learning 217

あ行

アクセス 214
アルゴリズム 211
アンサンブル学習 115
意思決定 196
インデックス番号 39
インデント 42, 53
インポート 56
エポック 144
オミクス解析 201
重み 129
重み係数 187

重み付き和 128
音声入力できるカルテ 230
オンデマンド型バイオバンク 207

か行

カーネル法 100
回帰 62
回帰木 106
外部ライブラリ 22
過学習 79, 180
可逆圧縮 213
拡散モデル 189
隠しファイル 166
学習 142
学習用データ 80
隠れ層 128
加算 36
画像分類 188
活性化関数 128, 187, 188
関数 41
偽 48
機械学習 60, 126
機械学習のアルゴリズム 98
基本データ型 37
強化学習 189
教師あり機械学習 60
教師データ 187
教師なし機械学習 61
組み込み関数 41
クラスタリング 61
グラフニューラルネットワーク 217
繰り返し処理 53
グリッドサーチ 105
グループ化 51
グレースケール 155
決定木 106
決定木分析 106
決定木分析の実践 108
決定係数 76
検索 215
減算 36
検証用データ 80
公共データベース 201
誤差 144, 187
誤差逆伝播法 187
コメント 21, 35
コンテナデータ型 37

さ行

最適化アルゴリズム	143
サポートベクター	99
サポートベクターマシン	98
サポートベクターマシンの実践	101
残差ネットワーク	188
算術演算子	36
散布図	55
シード	174
シード値	81, 174
シグモイド関数	83, 132
字下げ	42, 53
歯種	33
辞書	37
辞書型	38
四則演算	36
実行ボタン	19
ジニ不純度	109, 113
弱学習機	115
重回帰	77
集合	37
出力層	128
条件式	48
条件分岐	53
乗算	36
剰余演算	36
除算	36
真	48
新医療機器	227
神経網	187
人工知能	126
人工ニューロン	128
深層学習	126, 187
深層学習の実践	136
スライス	40, 46
正解	187
正解率	144
正規化	64, 170
制御構文	53
整数	37
整数除算	36
生体試料	207
説明可能な AI	216
セル	19
線形 SVM	100
線形回帰	62
線形回帰関数	72
線形回帰の実践	63
全結合	140
剪定	110
損失関数	143

た行

大規模言語モデル	189
代入	34
対話型実行形式	19
多重共線性	78
多層ニューラルネットワーク	128
多層パーセプトロン	127, 176
畳み込み	188
タプル	37
単回帰	62
中間層	128
データ圧縮	213
データ型	37
データの前処理	32
データフレーム	43
データフレームの操作	45
データフレーム名 .columns	45
データフレーム名 .iloc	90
データフレーム名 .loc	47
データフレーム名 .shape	45
データフレーム名 .size	45
データ分類線	99
データ名 .describe()	70
データ名 .head()	68
データ名 .shape	68
テキストエディタ	26
敵対的生成ネットワーク	189
デジタル画像	153
電子カルテ	231
統計学的評価	197
糖尿病のデータセット	64
特徴量	61
特徴量の重要度	119

な行

二値分類	83
二値変数	83
二分探索法	212
乳がんのデータセット	85
ニューラルネットワーク	127, 187
入力層	128
ニューロン	127

ノード	107
ノートブック	17, 21

は行

バイアス	134, 187
バイオバンク	207
バイナリ変数	83
肺のX線画像の分類モデルの作成	163
ハイパーパラメータ	105
ハイパーパラメータチューニング	105
バギング	115
パス	28
パッケージ	22
発見するAI	218
バッチ正規化	188
パラメータ	140
汎化性能	180
非可逆圧縮	213
比較演算子	48
引数	42
非全結合	140
標準ライブラリ	22
ブースティング	115
ブートストラップ	115
フォーマット文字リテラル	169
深さ	107
物体位置特定	188
物体検出	189
浮動小数点数	37, 38
文法圧縮	214
分類木	106
ベイズ最適化	105
ベースライン	67
べき乗演算	36
偏回帰係数	62, 73
変数	20, 34
変数の型	37
変数の出力	34
変数の代入	34
変数名	34
包括的ゲノムプロファイリング	205
ホールドアウト法	80
ポストAIホスピタル	229
ホワイトボックスモデル	94

ま行

マージン	99
マウント	24
免疫チェックポイント阻害薬	192
モジュール	22
文字列	35, 37
モデル名.coef	73
モデル名.evaluate	146
モデル名.fit	73, 103
モデル名.intercept_	73
モデル名.predict	82, 103
モデル名.predict_proba	94
モデル名.score	104
モデル名.score()	76
戻り値	42

や行

要素	37
予測	61
予測精度	76

ら行

ライブラリ	22
乱数の種	174
ランダムサーチ	105
ランダムフォレスト	115
ランダムフォレストの実践	116
リーフ（葉）ノード	107
リスト	37, 38, 39
リスト内包表記	163
リスト名.append(追加したい要素)	40
リスト名.remove(削除したい要素)	40
リスト名[インデックス番号]	39
リスト名[開始位置:終了位置:間隔]	40
ルート（根）ノード	107
連長圧縮	213
ロジスティック回帰	83
ロジスティック回帰式	95
ロジスティック回帰の実践	84
ロジスティック関数	83
ロジスティック変換	95
ロジット変換	95

わ行

ワクチンの有効性	199

監修者プロフィール

宮野　悟（みやの　さとる）

東京医科歯科大学M&Dデータ科学センター特任教授・センター長．東京大学名誉教授．
1977年九州大学理学部数学科卒業．1993年九州大学理学部教授，1996年東大医科学研究
所ヒトゲノム解析センター教授．2013年国際計算生物学会フェロー．日本バイオインフォ
マティクス学会長，神奈川県立がんセンター総長を務める．1994年「計算の複雑さの理
論」で日本IBM科学賞を受賞．2016年上原賞を小川誠司氏と共同受賞．2020年第16回ヘ
ルシーソサエティ賞（パイオニア部門），「スーパーコンピュータを活用した全ゲノム解
析，がんゲノム研究の先進的な研究」で2023年度大川賞などを受賞．

編者プロフィール

中林　潤（なかばやし　じゅん）

東京医科歯科大学教養部数学分野教授．1992年熊本大学医学部を卒業．1999年熊本大学
大学院博士課程を修了し医学博士を取得した後，2006年九州大学大学院博士課程を修了し
理学博士を取得．以後は数理生物学分野で研究を続け，2020年より現職．医学と数学の両
方を学んだ経験を活かして，医療系大学における教養数学とデータサイエンス教育に取り
組んでいる．現在の主な研究課題はがん幹細胞の多様性創出のメカニズムである．

木下淳博（きのした　あつひろ）

東京医科歯科大学執行役・副学長（情報・IR担当）/統合情報機構長/IR室長/教育メ
ディア開発学分野教授．1987年東京医科歯科大学歯学部歯学科卒業．1991年同大学院歯
学研究科修了．歯学博士．同大学歯周病学分野助手，歯学部口腔保健学科教授，図書館
長，医療情報部長・副病院長を経て現職．日本歯周病学会　歯周病専門医．文部科学省「数
理・データサイエンス・AI教育強化」事業の特定分野校における「医療系データサイエ
ンス入門」プログラムの責任者として，全国の医療系学部・大学へのAI教育の普及に取
り組んでいる．

須藤毅顕（すどう　たけあき）

東京医科歯科大学統合教育機構・特任講師．2017年東京医科歯科大学歯周病学分野で博
士課程を修了．同大学歯周病学分野の医員，特任助教を経て，2020年より統合教育機構へ
異動し，2023年4月より現職．統合教育機構では「医学・歯学分野における数理・データ
サイエンス・AI教育の開発」事業の専任教員として，学部学生を対象としたデータサイ
エンス教育に従事．主な研究テーマはゲノム解析，画像解析．

Pythonで体感！ 医療とＡＩはじめの一歩
糖尿病・乳がん・残存歯のデータ、肺のＸ線画像を使って機械学習・深層学習を学ぶ体験型入門書

2024年9月1日　第1刷発行	監　修	宮野　悟
	編　集	中林　潤，木下淳博，須藤毅顕
	発行人	一戸裕子
	発行所	株式会社 羊 土 社
		〒101-0052
		東京都千代田区神田小川町2-5-1
		TEL　　03（5282）1211
		FAX　　03（5282）1212
		E-mail　eigyo@yodosha.co.jp
		URL　　www.yodosha.co.jp/
ⓒ YODOSHA CO., LTD. 2024	制　作	株式会社トップスタジオ
Printed in Japan	印刷所	日経印刷株式会社
ISBN978-4-7581-2418-8		

本書に掲載する著作物の複製権，上映権，譲渡権，公衆送信権（送信可能化権を含む）は（株）羊土社が保有します．
本書を無断で複製する行為（コピー，スキャン，デジタルデータ化など）は，著作権法上での限られた例外（「私的使用のための複製」など）を除き禁じられています．研究活動，診療を含み業務上使用する目的で上記の行為を行うことは大学，病院，企業などにおける内部的な利用であっても，私的使用には該当せず，違法です．また私的使用のためであっても，代行業者等の第三者に依頼して上記の行為を行うことは違法となります．

JCOPY ＜（社）出版者著作権管理機構 委託出版物＞
本書の無断複写は著作権法上での例外を除き禁じられています．複写される場合は，そのつど事前に，（社）出版者著作権管理機構（TEL 03-5244-5088，FAX 03-5244-5089，e-mail：info@jcopy.or.jp）の許諾を得てください．

乱丁，落丁，印刷の不具合はお取り替えいたします．小社までご連絡ください．

羊土社のオススメ書籍

実験医学別冊
Pythonで実践 生命科学データの機械学習
あなたのPCで最先端論文の解析レシピを得得できる！

清水秀幸／編

生命科学・基礎医学領域でも注目の機械学習を学べる実践書．ダウンロードしたコードをブラウザで実行できるので，初学者でもすぐ始められます．

■ 定価7,480円（本体6,800円＋税10％） ■ AB判 ■ 445頁 ■ ISBN 978-4-7581-2263-4

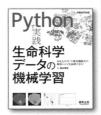

医療統計、データ解析しながら いつの間にか基本が身につく本
Stataを使ってやさしく解説

道端伸明，麻生将太郎，藤雄木亨真／著

臨床研究に必要なところだけコンパクトに解説！ 統計の基本を読み，サンプルデータを使って実際にデータ解析することで，難しいと思っていた医療統計もすんなりわかる！

■ 定価3,520円（本体3,200円＋税10％） ■ B5判 ■ 192頁 ■ ISBN 978-4-7581-2379-2

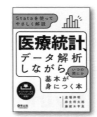

スッキリわかる！ 臨床統計はじめの一歩　改訂版
統計のイロハからエビデンスの読み解き方・活かし方まで

能登 洋／著

エビデンスを現場で活かすための超入門書！「論文はどこを見るべき？」「研究は何から始めるの？」などの疑問が数式なしでわかる！EBM実践をめざす医療従事者にオススメ．

■ 定価3,080円（本体2,800円＋税10％） ■ A5判 ■ 229頁 ■ ISBN 978-4-7581-1833-0

医師免許取得後の 自分を輝かせる働き方（キャリア）
15のキャリアストーリーからみえる、しなやかな医師人生のヒント

園田 唯／編

「医師＝臨床なんでしょ？」「結婚・出産はどうしよう」働き方は選び取れる！先輩医師のキャリアを知り，臨床・研究・教育・第4の道の選択肢を深堀りし，自分の道を探そう．

■ 定価2,750円（本体2,500円＋税10％） ■ A5判 ■ 304頁 ■ ISBN 978-4-7581-1879-8

発行　羊土社 YODOSHA
〒101-0052 東京都千代田区神田小川町2-5-1　TEL 03(5282)1211　FAX 03(5282)1212
E-mail：eigyo@yodosha.co.jp
URL：http://www.yodosha.co.jp/

ご注文は最寄りの書店、または小社営業部までお願いします